轉背，最強鬆筋解痛法

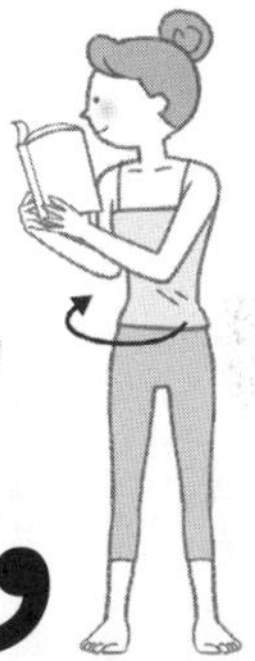

背骨から自律神経を整える ねじるだけで体と心が変わっていく!

石垣英俊 著 葉廷昭 譯

目錄

第四章 從中醫角度看脊椎健康

前言

你的脊椎是否老化了？

首先感謝各位讀者拿起本書閱讀。會看這本書的讀者，背部是否有疼痛或不適的感覺？或者身體的健康狀況不好，卻又不知道哪裡出了問題？

脊椎相當於支撐人體的大支柱，經常承受重力的影響，很容易有各式各樣的病痛出現。舉凡骨骼、關節、肌肉，乃至內臟、自律神經、精神問題等，幾乎各種問題都會顯現在脊椎上。

然而，我們看不到自己的脊椎，很難知道脊椎是什麼樣的狀態，對吧？

現在就來做一個簡單的自我測試，請拿著這本書站起來。如左圖所示，兩腳張開與肩同寬，腳尖與肚臍朝前，收緊腋下，身體稍微向後轉。

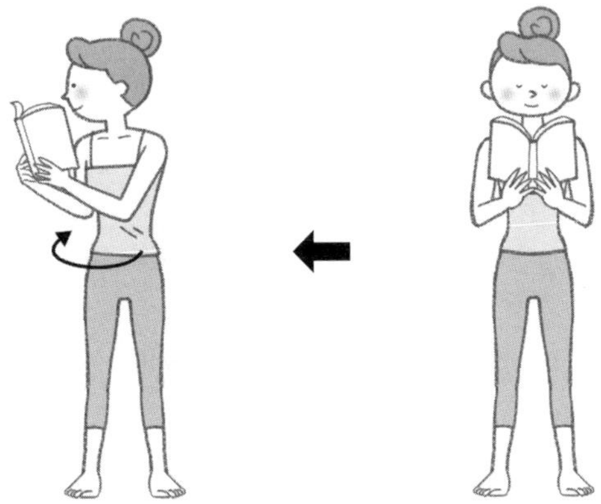

這時候勉強扭轉脖子，會導致頸部肌肉疼痛，所以請用扭轉脊椎的方式向後轉。

怎麼樣？各位看得到後方嗎？

左邊和右邊都請各轉一次，看看背部有沒有痛處和異狀。

如果有異狀的話，那麼除了肌肉有問題以外，你的脊椎可能也已經老化了。向左或向右的可動範圍兩者落差太大，也是一大問題。因此，請各位務必閱讀到最後，掌握活化脊椎的祕訣。

我學過針灸、按摩、脊椎矯正、瑜伽、中醫等治療法和健康養生法，也替很多人進行整體治療。其中，很多患者是試過各種方法都沒用，純粹抱著姑且一試的心態來找我。

第一次來求診的人，多半表示自己有肩膀僵硬、腰痛、頸痛、腳痛的症狀。依我個人的臨床診治經驗，就以肩膀僵硬來說好了，單純的肩膀問題造成的僵硬並不常見。絕大多數的不適，都是其他部位也有問題，使得身體的平衡失調所致。實際上，所謂的身體平衡不只包含肌肉，也包含精神層面、內臟機能的整體平衡。

而這些平衡狀態的好壞容易表現在脊椎上，因為脊椎與大腦的中樞神經脊髓連接；這樣的連接，與自律神經有很密切的關係。

其中，脊椎中有一段叫胸椎，是保護心臟、肺臟、肝臟等重要內臟的部位；這個部位在人體上，即是胸腔位置。而胸腔和頸部、肩部、腰部等身體部位連接在一起，是人體很重要的中繼站。

以此為中心施術治療，對各個部位都有益處。不僅能改善諸多不適，也能出現相輔相成的效果。養顏美容便是其一，可以擁有青春美麗的身體，達到抗老化的作用。

脊椎老化問題日益年輕化

脊椎是人體中很容易受到重力影響的部位，也特別容易老化。一提到脊椎老化，大家聯想到的多半是彎腰駝背的老人家吧？事實上，現在有不少三十多歲的年輕人，其脊椎老化的程度相當於六十多歲的老人。

除了外觀上的扭曲之外，活動範圍和機能降低也是老化的徵兆。例如：脊椎周圍的肌肉僵硬緊繃，會使其缺乏安定感，造成脊椎失去本來的支撐功能，這就屬於老化的一種。脊椎老化不僅會造成內臟失調和各式各樣的毛病，包括肩膀僵硬、腰痛、頸痛、肌膚問題等，也會導致自律神經失調，對精神層面造成很大的影響。

「**說不定我們現在的身體不適，就是跟脊椎有關？**」相信不少人都有同樣的疑慮吧？事實上，所謂「健康的脊椎」，訴求兩大要素：一是安定，二是能自由活動。若你現在感覺身體不安定，也無法隨心所欲地活動，在檢查各種肌肉、骨骼都沒有問題的狀態下，就要懷疑自己的脊椎是否出問題了。

本書會教導各位，如何培養健康的脊椎，調整自律神經改善身體各種疼痛不適，防止老化。第一章是防止脊椎老化的摘要說明，第二章則介紹一些容易實踐的鍛鍊法。看完前兩章，各位就能掌握一個大概了。想瞭解更詳盡的人，請閱讀第三章以後的內容。第三章是深入探討第一章的內容，第四章則是從奧妙的中醫觀點，來探討身體疼痛不適的原因。

本書中凡事很重要的部分，或是我認為各位必須瞭解的相關知識，我都會苦口婆心地反覆告訴各位。待全部讀完後，各位即可找出自己的病源，尋求根本的解決之道了。

即早預防脊椎老化當然是一件好事，但也不用擔心年紀大再開始會太遲。每天稍微活動一下，效果就會慢慢顯現出來。希望本書可以幫助各位，找回真正健康的身體。

石垣英俊

脊椎健康自我檢查表

各位在日常生活中，有沒有以下這些問題呢？

- □ 有時候覺得呼吸很急促。
- □ 有時候覺得呼吸不順。
- □ 深呼吸時，背部或側腹會痛。
- □ 睡覺經常落枕。
- □ 被別人指出自己有駝背問題。
- □ 肩頸經常痠痛。
- □ 時常乾咳。
- □ 背部僵硬和疼痛始終無法改善。
- □ 很容易脾氣暴躁。
- □ 經常胃部不適。

脊椎和胸部一帶的骨骼若有毛病（胸腔、肩胛骨），就容易出現這些問題。若符合上述多項症狀的讀者，請務必好好閱讀本書，以徹底改善自己的不適症狀。

第一章

脊椎老化是身體崩壞的開始

「脊椎問題」是各種疼痛不適的主因

長久以來，我治療過許多身體疼痛或不適的患者，大多數的人其身體肌肉都十分僵硬，這或許也反應了近代社會的壓力有多大。除了肌肉問題外，骨頭之間的關節活動度受限也是一大問題；其中，尤其以脊椎有問題的患者佔大宗。脊椎問題可能引發肩膀僵硬、腰痛、頸痠、腳疼，以及胃腸毛病、疲倦、情緒低落等各種不適症狀。

脊椎是支撐身體的重要骨幹，同時和內臟、自律神經也有很密切的關係。脊椎與大腦的中樞神經脊髓連接，上下骨骼之間也有神經和血管分布。由此可見，脊椎猶如身體的中樞，一旦出問題，身體的其他部位也容易受到牽連，引起諸多不適症狀。

首先，我來說明一下脊椎的構造，請各位看次頁的插圖。

脊椎的構造

部分

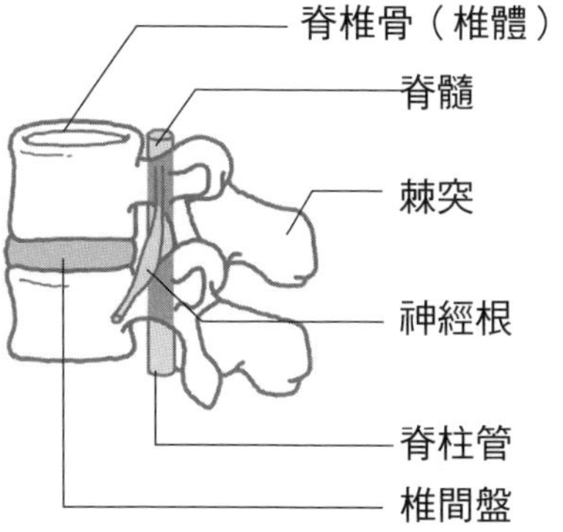
脊椎骨（椎體）
脊髓
棘突
神經根
脊柱管
椎間盤

全貌

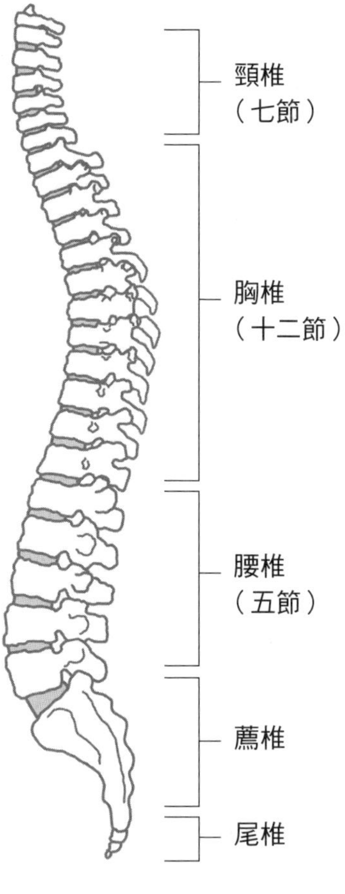
頸椎
（七節）
胸椎
（十二節）
腰椎
（五節）
薦椎
尾椎

脊椎是由二十六塊「脊椎骨」堆疊而成，脖子後方的「頸椎」共有七塊，胸部後方的「胸椎」共有十二塊，腰部的「腰椎」共有五塊，再下方還有「薦椎」和「尾椎」。

一般醫師在說明脊椎的病情時，常用「頸椎的第三節和第四節」或「胸椎的第三節到第五節」的方式來形容。這是指頸椎、胸椎、腰椎「由上往下數」的順序編號，建議各位讀者不妨記住這一點，之後就比較容易瞭解醫師的解說了。而脊椎後方有一種稱為「棘突」的尖銳骨頭，從皮膚上方就摸得出來。

從這張圖我們看得出來，各部位的棘突方向都不盡相同。頸椎和腰椎後方突出的部分幾乎是直的，胸椎的後方卻跟魔女的鼻子一樣向下彎曲，尤其心臟後方一帶最為明顯。其實，這是保護心肺等重要器官的構造。藉由這種骨骼構造的交疊，使我們身體後方即使受到力量施壓，也不至於過度彎曲。換言之，這種構造保護我們肋骨中的內臟不受擠壓。這也讓我們再次瞭解到，人體的構造有多麼渾然天成。

脊椎一旦受傷，身心都會出問題

脊椎骨之間有一塊叫「椎間盤」的軟骨，作用就跟彈簧一樣。椎間盤是由膠狀的髓核和膠原蛋白等物質構成，如同橡膠般可以改變形狀。正因為有它，我們的身體才能自由活動，做出扭轉、前彎、後仰等動作。另外，椎間盤還有緩衝的功效，在運動時負責吸收衝擊力，預防受傷。

各位都聽過「椎間盤突出」這種疾病吧？

所謂的椎間盤突出，是指椎間盤變形龜裂，使當中的髓核外露的疾病。受損的髓核和椎間盤等部位會壓迫神經，導致腰部和下肢疼痛。尤其「腰椎」的脊椎骨和椎間盤特別大，很容易發生椎間盤突出的問題。再者，腰椎下方保護骨骼的韌帶也容易耗損，增加椎間盤突出發病的機率。

脊椎是靠周圍肌肉支撐的。一般來說，椎間盤的問題會導致變性（即物質的性質改變，或指變異的物質本身。例如：椎間盤喪失彈性，呈現扁平狀態），造成脊椎的關節不安定，進而使脊椎周圍的肌肉也隨之緊繃。這是因為肌肉為了保持身體安定的功能，努力支撐脊椎的結果。

實際上，找我求醫的患者，**如果脊椎周圍的肌肉僵硬，我都會先懷疑他們的脊椎關節是否有問題。**

一旦脊椎和周圍肌肉僵硬的緊張狀態持續下去，便容易引起內臟和精神層面的問題。此外，脊椎裡有一條空洞的脊柱管，裡面藏有脊髓。脊髓又有連接皮膚、肌肉、內臟的自律神經，會連帶影響到身心健康。正因如此，某些看起來和脊椎無關的毛病，待我們瞭解脊椎的構造就不難發現兩者的關聯了。

脊椎的弧度和重力有關

各位猜猜看，為什麼脊椎是S形的呢？

這一點和重力以及人類用雙腳站立步行有關。

我們在胎兒和嬰兒期，脊椎是呈C字形。待小孩頸部肌肉發達，學會爬行和雙腳站立後，腰部會開始產生弧度，變成S形脊椎。那是因為脊椎必須承受頭部的重量和重力，**S形的脊椎可以巧妙地分散體重，讓我們經得起重力。**而在移動的時候，脊椎的弧度又能吸收地面反饋的衝擊力，保護我們的大腦。

不過，本該呈S形的脊椎，最近有許多人呈C字或I字形的傾向。其中，不少人是整天坐在辦公桌前，過度使用手機跟電腦，因而罹患頸部僵直的症狀，或是脊椎駝背變成C字形。

除此之外，人類在緊張狀態下背部還會呈I字形。例如：當我們在長官面前緊張時，會不自覺地挺直背脊；正因如此，時常處在神經緊繃的現代人，脊椎變形問題會如此嚴重了。

其實我們在胎兒期，背部的生理曲線是C字形。C字形是放鬆的姿勢，當我們疲勞或放鬆喘口氣的時候，背部會很自然地拱起來。

反之，吸氣的時候背脊會挺直。現在，請試著大口吸氣，當背部一用力時，你會發現臉部稍微向上抬。

於此相對，老年人難免有駝背症狀，那多半是肌力衰退的緣故。當然，骨骼的退化變性和骨質疏鬆的壓迫性骨折，也有可能造成駝背的症狀。但肌力衰退後，人體就很難對抗重力，姿勢自然會前傾了。

然而，只要平日多做一些簡單的鍛鍊，就能大幅改善症狀。例如：雙手放在身後十指相扣，肩膀向後使肩胛骨靠攏；使用這個方法就可以放鬆肌肉，得到伸展脊椎的功效。

引起脊椎老化的主因是重力，所以不只肌力衰退的老人會受影響，年輕人的脊椎也承受著重力向下的負荷。錯誤的施力方式和方向，會使脊椎關節和椎間盤承受極大負擔，增加脊椎歪斜的風險。重力之所以為負擔，也關係到作息姿勢等生活習慣，以及內臟狀態和精神層面；這些因素都會加速脊椎老化。

不過人類需要重力，而且適度的重力負荷，還可保持骨骼和肌肉強健。

各位有看過太空人在太空站上鍛鍊的模樣吧？人類在無重力狀態的場所停留一段時日，骨骼密度和肌力會明顯下降。為此，生於重力圈的我們，只要懂得利用重力進行適度的運動，就能得到強健的筋骨。

你的脊椎老化程度如何？

看到這裡，各位是否擔心自己的脊椎是否老化了呢？嚴不嚴重？那麼，請按照左頁的圖表確認一下自己脊椎老化的程度吧！

若符合其中兩點以上，你的脊椎可能已經老化了。

尤其沒有運動習慣的人，骨骼和肌肉特別容易退化。脊椎附近的肌肉會緊繃起來，預防脊椎承受太大負擔，但正因為如此，就容易引起頸部疼痛或腰痠背痛的情形。

要防止脊椎老化，重點在於抵抗重力，並且利用重力。多活動身體，讓負責緩衝的椎間盤多吸收營養，盡量防止椎間盤變性，即可保持脊椎全體的柔軟度和彈力。請參考本書，培養一條柔韌又安定的脊椎吧！

自我確認脊椎老化程度

☐ 觸摸脊椎有疼痛感。

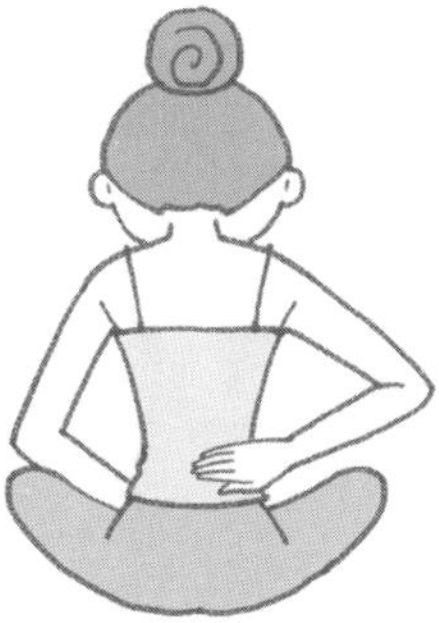

☐ 用手指觸摸整條脊椎，感覺到脊椎歪斜。

☐ 經常閃到腰。

☐ 早上醒來時，腰部、背部、頸部經常疼痛。

☐ 曾經很用力地跌坐在地上。

☐ 很容易腰痠、背痛、頸疼。

☐ 平常坐在椅子上的時間居多，且同一個姿勢維持很久。

「胸腔」和「肩胛骨」是關鍵部位

除了頸椎以外，我認為整條脊椎的上半部，以及胸口到背部的筋骨，是掌握健康的關鍵部位。

在說明理由之前，我們先來看上半身的骨骼構造，瞭解骨骼的構造和機能，就更容易瞭解改善和導引的方法了。

各位，有辦法想像自己上半身的骨骼構造嗎？即使知道一個大概，真要詳細解釋的話應該也回答不出來吧？所以請看左邊的插圖，來確認骨骼的位置。

所謂的「肋骨」就是側腹的骨頭。一般提到肋骨，大家的印象多半是腹部以上到腋下一帶，但其實胸前和背部上方也有「肋骨」的存在。胸口中央的領帶形骨骼又叫「胸骨」，相信不少讀者現在才知道，原來胸口中央有這種形狀的骨頭吧！

上半身的骨骼構造

正面

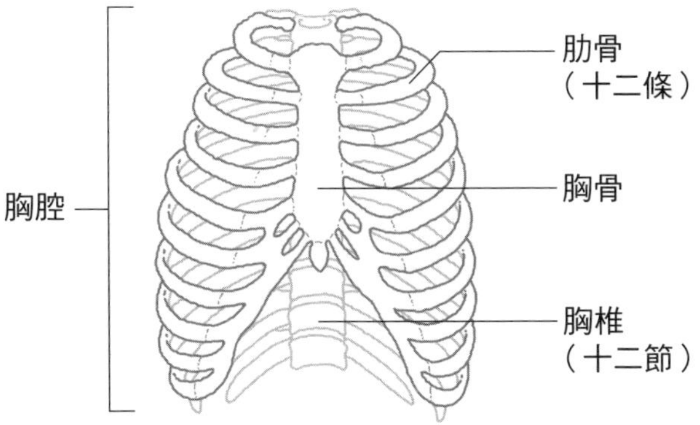

背面

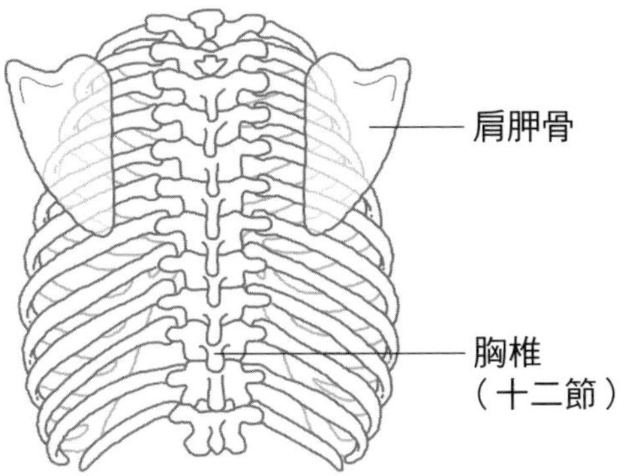

位於胸口後方的脊椎稱為「胸椎」，像鳥籠一樣的桶狀部分則是「胸腔」。換言之，包含肋骨在內的倒心形部分就是胸腔。

胸骨、胸椎、胸腔……，這些字眼很類似，各位可能看得眼花撩亂，對吧？在此詳細與各位說明。

胸骨（領帶狀）和胸椎（脊椎）都是隸屬於胸腔（鳥籠）的骨頭。在胸腔背面的骨頭是「肩胛骨」；肩胛骨位於肋骨之上，和鎖骨相連。本書會著重介紹胸腔和肩胛骨的鍛鍊方式，因此，請先記下這些骨頭的名字比較好理解。

鎖骨和肩胛骨我們自己碰得到，也知道在哪個部位。可是，大家應該不知道頸部下方就有肋骨吧？仔細看看前頁插圖，我們會發現肋骨提供內臟由上到下的完整保護。

沒錯，胸腔和肩胛骨也有保護心肺、肝臟等重要臟器的功能。

因此，這些骨骼必然和內臟有很深的關聯。內臟一旦出問題，胸腔周圍的肌肉勢必緊繃；反之胸腔出問題，內臟機能也會產生毛病。

另外，脊椎上的自律神經等部位，也有一些影響人體機能和心理狀態的神經，有時候也會引起內臟和精神上的問題。換言之，**「骨骼和肌肉（外部軀體）」、「內臟（內部軀體）」和「心理（感情、精神）」，這三者有著密切的雙向關聯。**

由此可知，著重保養胸腔和肩胛骨，便有助調整內臟和自律神經的功能，達到安定精神的功效。現在，各位應該都瞭解，胸腔和肩胛骨對健康有多重要了吧！

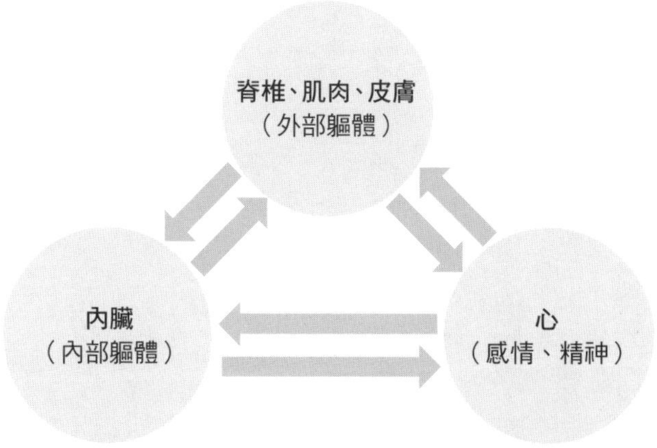

與胸椎有關的不適症狀

脊椎中的頸椎、腰椎、薦骨若有問題，就會引起頭痛、頸痛、肩痠、腰腳疼痛等不適症狀，這一點不難想像才對。不過有許多關於胸椎的毛病，就蠻令人意想不到。

例如：胃痛、咳嗽、手腳冰冷、過敏、情緒低落……，光看這些症狀，各位一定很懷疑為什麼跟胸椎有關吧？近年來，這些不適的症狀很常見，甚至有越來越多的趨勢。

前面說明骨骼構造時也提到，胸腔和心、肺、肝等臟器有很深的關聯。自律神經之中，交感神經的主要中繼站相連而成的神經幹，從胸椎的前方通往肋骨的連接處，因此胸腔的活動受限和姿勢不良的問題，就有可能影響到自律神經。另外，精神方面的失調，除了肇因於這些錯綜複雜的影響之外，姿勢也是一大原因。垂肩含胸的姿勢，會給人一種憂鬱的心情。相對的，背脊過於僵直的人較為神經質，遇到一點小事就會感到暴躁。

再者，中醫的氣脈又稱為經絡，經絡和內臟功能也有密不可分的關係（詳見一百二十九頁）。經絡上的穴道是內臟和心理的反應點，同時也是治療的關鍵。假如內臟或心理不適，相關的能量就會淤塞停滯，反應在特定的穴道或周邊部位。不去處理這些反應，就是造成身體不適的原因。

有一位五十多歲的女性，來找我治療背部疼痛。我觸診時發現她胸椎周圍的肌肉緊繃，於是我問了一個問題。

我問她最近胃部狀況如何，因為我發現她的胸椎上有不良反應，那個部位剛好關係到胃部和食道。果不其然，她說最近常有腹脹和胃

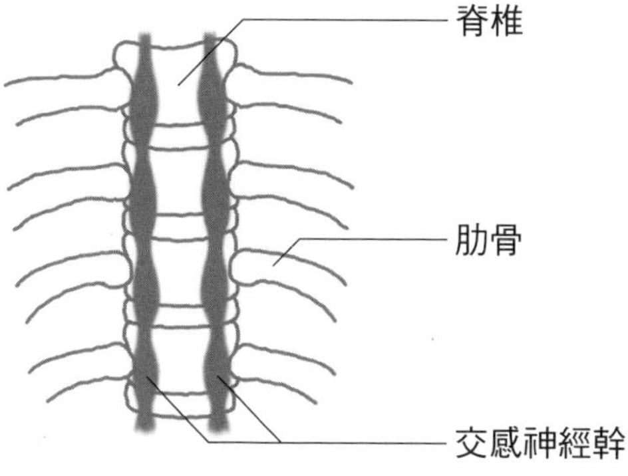

酸過多的問題，只是還不到疼痛的地步。由此可驗證，當內臟出問題時，必然會反應在脊椎和周邊的部位上。

為什麼在內臟感到不適前，會先反應在脊椎和肌肉上呢？因為，在我們還沒有自覺的時候，一旦內臟功能發生異變，身體就會產生下列連鎖反應。

首先自律神經察覺內臟失調，透過脊椎傳達給大腦。大腦發現狀態異常，就對該臟器周遭的皮膚或肌肉下達指令；也就是發出警告的意思。這時皮膚會變得敏感，肌肉也會進入緊張狀態。緊張狀態持續下去，人體很容易因為一點小事受傷，或是感受到背部疼痛不適（註：內臟狀態反應在皮膚和肌肉的疼痛、緊繃症狀上，這稱為「內臟體性反射」。反之，皮膚和肌肉等部位的體性神經，透過大腦或脊髓反應在內臟上，稱為「體性內臟反射」）。

有件事各位可能不清楚，內臟要是沒有任何問題，通常脊椎和肌肉是不太會受傷的，除非你的運動量很大或刻意逞強。

相對的，就算內臟毫無毛病，一旦脊椎或肌肉有問題也會漸漸影響到內臟。畢竟雙方的神經相連，對彼此互有影響。我們平常用的針灸或按摩等施術導引，就是最好的例子。

藉由皮膚、肌肉、骨骼的導引，來改善內臟機能是很常見的事情。脊椎和肌肉的狀態一經改善，不但有益體態姿勢，也能確保內臟的運作空間，讓內臟舒適地發揮正常機能。

總的來說，要預防內臟問題，除了平日要注意體態姿勢外，利用鍛鍊法維持脊椎的正常狀態也非常重要。

胸腔肩負保護內臟的重責

我再詳細說明一下胸椎與內臟的關係。

次頁有各器官的位置關係圖，請各位參考。看這張圖我們可以發現不少事情，例如：橫隔膜下方有巨大的肝臟，或是腎臟和腎上腺靠近背部等。

圍繞在胸椎、胸骨、肋骨內側的胸腔裡，有關乎性命的重要器官心臟，以及控制呼吸維持生命的肺臟，以及堪稱身體「關鍵部位」的肝臟。換言之，主宰我們性命的東西幾乎都在胸腔之中，受到胸腔的保護。

當這些內臟的功能下降，脊椎周圍和肋骨一帶，這些附著在胸腔上的肌肉就會緊繃。相反的狀況也有可能發生，這在前面也有提過。

另外，談到胸腔，就不能忘了橫隔膜。胸腔下面有橫隔膜，就附著在肋骨上，它與呼吸作用有密切的關係。

各器官的位置關係圖

正面

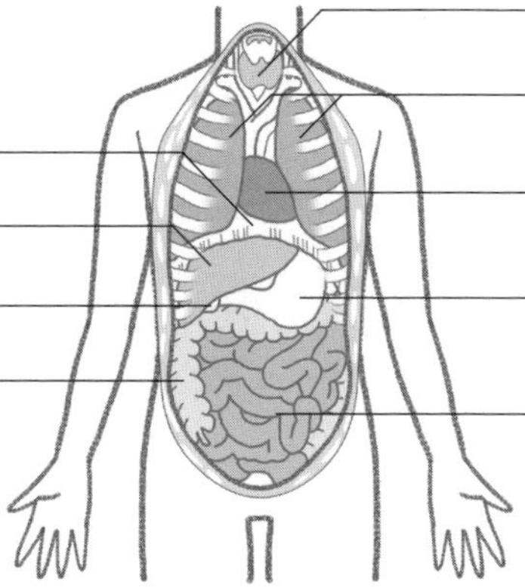

背面

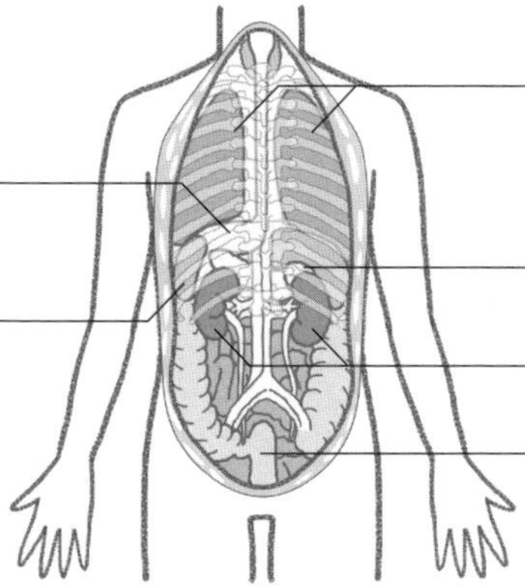

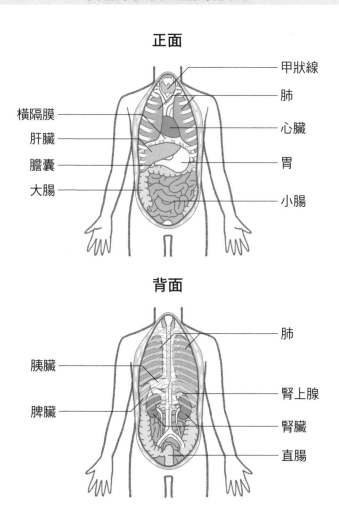

橫隔膜不是一層薄膜，而是具有厚度和伸縮性的碗狀肌肉。每當我們呼吸的時候，橫隔膜就會跟著上下移動。例如：我們吐氣時肺部縮小，橫隔膜就往上；吸氣時橫隔膜就往下（圖示詳見四十三頁）。

因為橫隔膜與呼吸有關，所以我們都有一種「橫隔膜等於肺臟」的印象，但其實不然。橫隔膜上方有心臟和肺臟，下方有肝臟和胃部。橫隔膜和這些臟器相連，是它們的連接處，一旦橫隔膜無法順利移動，內臟也同樣難以運作，各個器官的功能也就跟著下降了。

例如：肝臟功能下降，解毒作用就會跟著減弱。血液循環變差後，血液難以傳送到心臟，對血糖也有影響，導致供給大腦的葡萄糖不足。**近年廣受矚目的腦部養分「酮體」也和肝臟密不可分。從這一點不難發現，肝臟疲勞和身心疲勞也有關聯。**

由此可見，以上這些，都是肝臟不適引發的毛病之一，其他還有各式各樣的毛病會影響身體。

至於腎臟，雖然不完全在胸腔之中，但在中醫的觀點裡，脊椎和「腎」有很深的關係。「腎」這一字指的不單是「腎臟」，而是腎功能影響全身的反應。事實上，骨、髓（腦髓、骨髓、脊髓）、神經、荷爾蒙、腎上腺的機能也包含在內（更多說明詳見第四章）。

而在西醫觀點裡，腎上腺是分泌重要荷爾蒙的器官，藉以保持身體的恆常性。由此可見，腎和自律神經也有關係，中西醫兩者實有不謀而合之處。

自律神經失調會有什麼症狀？

自律神經這個詞前面提過很多次，想必許多讀者一定很好奇自律神經到底是什麼，對吧？

自律神經是調整身體機能的神經，所有無法靠意識掌握的機能，都由自律神經控管。好比內臟運作、血流、營養吸收等機能，就是由自律神經掌控。

自律神經有「交感神經」和「副交感神經」這兩個功能相反的系統。這兩大系統對刺激和資訊產生反應，妥善地相輔相成，我們才得以保持健康。

「交感神經」在人體活動、緊張、壓力大時優先啟動，其結果是呼吸倉促、心跳加快、肌肉緊繃、血管收縮、血壓上升等，亦即活動模式全開的意思。反之，「副交感神經」是休息、睡眠、放鬆時優先啟動，人體進入休息模式後呼吸變深、心跳減緩、肌肉放鬆、血管弛緩，新陳代謝機能變活潑，促進營養吸收和排放廢物。

兩相比較之下，大家可能以為「交感神經處於優勢地位對身體不好」，是吧？**其實人體在活動的時候，妥善切換成合適的模式才是最重要的：依照不同狀況自動改變身體的模式，進行控管工作就是自律神經的職掌。**

為此，一旦自律神經失調，身上就會出現各種不適的症狀。

整天活動模式全開，或是在活動時進入休息模式，當然會出問題。例如：頭痛、肩痠、暈眩、心悸、畏寒、失眠、血壓異常、食欲不振、倦怠、便祕、腹瀉、胃炎等，甚至引起情緒低落、暴躁等精神上的失調。

女性更年期的荷爾蒙變化，也會影響自律神經。現代人要忍受人際關係和工作帶來的壓力，日夜顛倒的生活打亂生理時鐘，這些都是破壞自律神經的元凶。長期處在緊張的活動模式下，交感神經一直優先啟動，最終會使身體機能疲乏。身體與心靈緊密相連，疲乏的身體對精神也有損害。凡事要懂得適可而止，太過拼命不是好事。

搭配不同呼吸法，調整自律神經

脊椎的上下脊椎骨之間，遍布著自律神經。

其中副交感神經位於頭部和頸椎上方，以及薦骨這兩個地方。佔據背部大半的胸椎到腰椎上方，是交感神經出入的位置，負責中繼的交感神經幹從頸椎連接到薦骨一帶。

胸椎是關乎心、肺、肝、胃等機能的交感神經主要分布位置。因此，胸椎附近的肌肉緊繃會影響到自律神經，妨礙到內臟機能運作。例如：呼吸紊亂，食欲降低等。

試想，各位承受壓力或緊張的時候，背脊會不經意地緊繃，覺得痠痛不適對吧？這種狀態下內臟無法順利運作，我們會發現自己的呼吸變急促，說不定還有呼吸停止的症狀，這便是交感神經優先運作的情況。

不同呼吸法的身體狀態

腹式呼吸

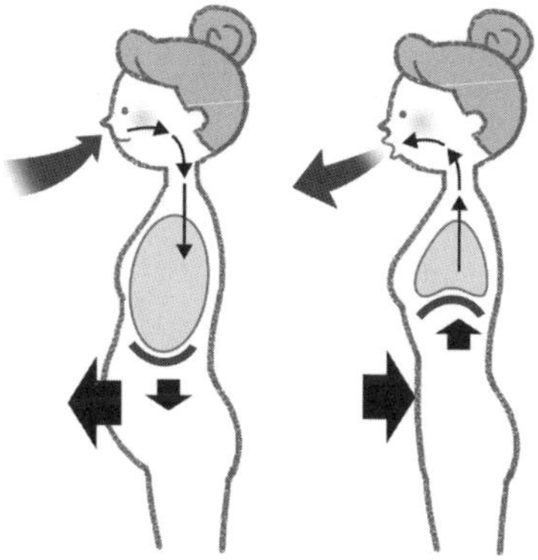

從鼻子吸氣，使腹部膨脹。再從嘴巴吐氣，收縮腹部。藉由橫隔膜上下移動，刺激自律神經達到放鬆狀態。

胸式呼吸

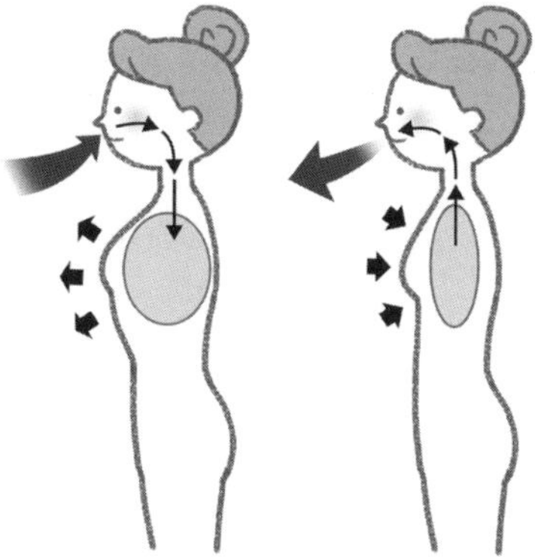

利用肋骨之間的肌肉活動胸腔，藉由伸展和收縮肺部的方式來呼吸。平常愛用胸式呼吸者，呼吸較容易變急促。

在這種情況下，建議用腹式呼吸，有助緩解身心緊張，達到放鬆的功效。因為利用腹式呼吸緩慢且深長地吐氣，能啟動副交感神經的作用，幫助自己放鬆情緒。

對於胸腔比較緊繃的人，我建議採用腹式呼吸和胸式呼吸並行的「連續呼吸法」。也就是先用腹式呼吸放鬆身心，再用深沉的胸式呼吸擴展肋骨，活動橫隔膜和整體胸腔，藉以調整交感神經和副交感神經的平衡。

深沉的呼吸能大幅活動脊椎和肋骨附近的肌肉。而用於呼吸的橫隔膜和肋間肌等肌肉，是附著在肋骨或脊椎上，因此胸腔會配合呼吸大幅地活動。

基本上，內臟機能和血液流動，主要是由自律神經掌控。即便我們想要刺激胃部的活動，也沒辦法憑藉著自己的意識控制。

然而，呼吸是我們唯一可以控制的。當然平常不必去意識呼吸，自律神經也會幫助我們呼吸。但憋氣或深呼吸之類的行為，有心還是辦得到。換言之，呼吸在刻意和非刻意的情況下都能行使。

平常過於忙碌、憂慮、緊張的人，會失去深呼吸的習慣。**刻意深呼吸有助減少身體的負擔；因為深呼吸能刺激自律神經，達到調整內臟的功效。**

我到學校去演講時，經常常對學生這麼說：

「你們也許覺得母親做家事是很理所當然的，萬一母親過勞病倒了，所有家事你們就得自己來。這樣很辛苦，對吧？因此在母親疲憊時就要主動幫忙，避免母親承受過大負擔；自律神經就相當於勤勞的母親。幫助自律神經的方法很簡單，多留意呼吸就行了。

多虧自律神經這個身體的母親，呼吸成了一件理所當然的事，其實母親也是會累的。多體諒一下母親，不時主動深呼吸，也能讓母親休息。請各位用這種方法調整自律神經，減輕身體的負擔。」

簡而言之，運動和鍛鍊固然重要，但瞭解呼吸法與其意義，對於改善脊椎、內臟、精神層面，也同樣重要。

從胸背調整身心狀態，效果最好

時常精神百倍的人，偶爾也會有自律神經失調的狀況。想調整自律神經，在放鬆的狀態下安定心神是很重要的。對於需要放鬆的人，最好對頭部和薦骨集中施術，刺激副交感神經的作用。

不過，很多人自己動手也無法達到放鬆的功效。例如：焦慮失眠的時候，滿腦子想著鎮靜下來，睡意也只會越來越淡。在這種情況下要活動身體，讓身體產生適度的疲勞，或是做一些其他活動轉移注意力。如此一來，身體自然會進入休息模式。有時，刻意刺激交感神經的逆勢療法也是有必要的。要找回自律神經的規律，用這種方法較容易產生變化。

具體作法，可做一些鍛鍊活動脊椎和肋骨，使肌肉、骨骼、呼吸處於活躍的狀態。如此，能改善過於疲勞所導致的亢奮狀態，身體一旦放鬆，心靈的緊張也將緩解。

有一次，一個看起來大而化之又很活潑的三十多歲女性，跑來跟我說她身體不舒服。據說她本來食欲很旺盛，前不久卻完全沒有食欲了，而且情緒莫名低落，晚上也睡不好。

精神出問題會反應在脊椎上，一下就看得出來了。因為關係到自律神經的脊椎和周邊肌肉一旦太緊繃，身體和心靈就無法放鬆。於是我刺激她頭部到頸部的副交感神經，引導和胃腸有關的脊椎部位，她在過程中馬上表示她肚子餓了。隔天她傳來一個好消息，她說自己整脊過後連心情都變好了。

這也不是多特別的事，而是生活中常見的例子。可是有幸獲得這樣的臨床治療經驗，我除了心懷感謝以外，對於生命神祕的復原力也充滿感動。也證明了，**只要紓緩脊椎的緊繃，便有助減緩自律神經失調造成的不適。**

事實上，小孩子驚慌失措的時候，大人也常拍拍他們的背部，讓他們冷靜下來對吧？看到別人咳嗽不止，我們也會很自然地拍拍他們的背。自古以來人類就知道，撫摸背部有安定身心和放心的效果；這些都是藉由放鬆脊椎，達到身心放鬆的作用。

我們沒辦法摸到自己的背，但扭轉脊椎、前彎、後仰、側彎等簡易鍛鍊，能活動到整個胸腔，對背部也有幫助。所以不必仰賴專業醫師，自己活動胸腔和控制呼吸，就能在平時調整自律神經，讓身體恢復健康；這就是我在本書中最想傳達的觀念。

第二章要開始介紹如何鍛鍊，請各位馬上起身實踐吧！

第二章

活化脊椎和調整
自律神經的簡易鍛鍊

為什麼胸椎特別重要？

我認為在整段脊椎之中，胸椎是特別重要的部位；而這個觀點也是本書的最特別之處。

如前面所述，胸腔由胸椎、肋骨、胸骨構成；肩胛骨則懸掛在背部一帶。這些部位關係到內臟和自律神經（交感神經），是非常重要的部位。

因此，本章主要介紹如何自行診斷胸腔（胸椎、肋骨、胸骨）和肩胛骨的健康，以及如何有效刺激這些部位的鍛鍊法。

談到脊椎，大家比較注意頸椎和腰椎。因為脖子痠痛和上肢的各項症狀，都和頸椎脫不了關係；而腰部疼痛和下肢症狀，也和腰椎有密切關係。不過，頸部和腰部的毛病，多半也是胸椎僵硬不適導致的。換言之，頸椎和腰椎容易產生「痠痛僵硬」的結果，必和胸椎僵硬脫離不了關係。

當然，治療這種「結果」也很重要。來找我治療頸痛、肩痠、腰疼的患者，我主要施術的部位也包含頸椎、薦骨、腰椎。

雖然「頸椎、腰椎」和「胸椎」是可以相互治療的部位，也就是說，只要改善其中一方的緊繃僵硬，另一方就可獲得鬆筋解痛的效果。但是，**頸椎和腰椎是必須靠專家治療的纖細部位，也是自己難以導引的場所。反之，使用本書的「轉背法」刺激胸椎，就能輕易地自行救濟了。**

接下來介紹的胸腔和肩胛骨鍛鍊法，請各位平日務必多加實踐，保證可以預防和改善多種疼痛不適症狀。

測試自己的可動範圍

平常缺乏運動的讀者，大概不知道自己的身體有多僵硬、可動範圍有多大，對吧？要治療脊椎和胸腔，就得先瞭解自己的身體狀況。

首先，請實際活動身體，進行以下幾個簡單的測試。

測試時，請用鼻子正常呼吸，放鬆身體。另外，進行仰躺的測試，底下一定要有墊子才行，以免受傷。骨骼脆弱的人切莫逞強，否則可能有骨折的風險，在自己能力所及的範圍內做就好。

現在，就讓我們進行以下六個測試，瞭解現在自己的身體到底是僵硬？還是柔軟呢？一起開始吧！

測試一：坐姿扭轉

第一次	第二次	第三次
□　月　日	□　月　日	□　月　日

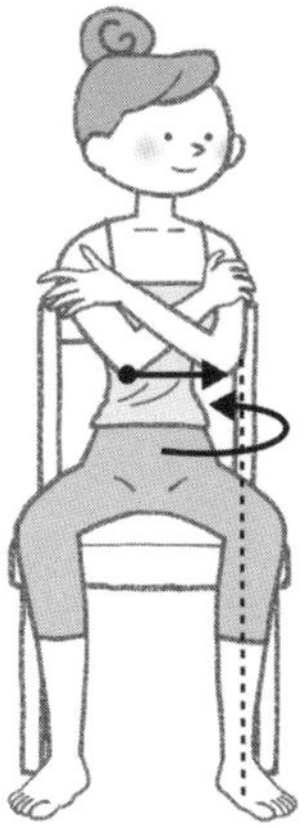

① 坐在椅子上，雙腳張開與腰同寬。

② 雙臂交叉，肚臍朝向正面，上半身往左邊扭轉。相反方向也要做一次。

測試結果

請注意右肘是否有達到左腳的虛線，如果達不到左腳內側的虛線，就是黃色信號了，可能有胸腔緊繃的風險。

測試二：左右側彎

第一次	第二次	第三次
□　月　日	□　月　日	□　月　日

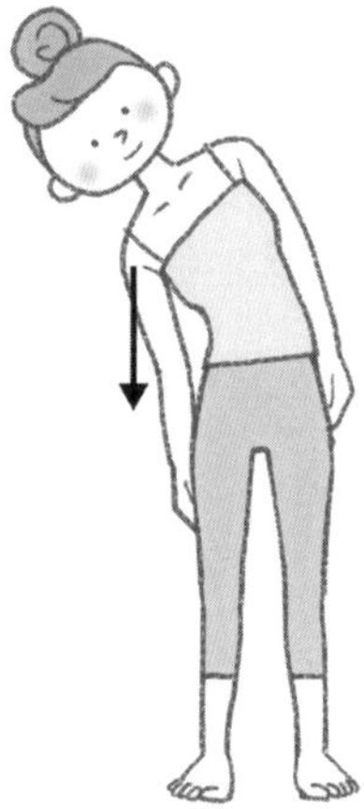

① 雙腳張開與腰同寬站立（最好站在鏡子前面做）。

② 右肩向下，肩膀不要向前突出，另一邊的肩膀也不要往上抬。腰部保持安定，手沿著大腿側邊往下。另一邊也以相同方式測試。

測試結果

指尖達到膝蓋上方，相當於下降十五公分。另外，請確認左右邊的靈活度是否有差距；如果左右差距顯著，代表胸椎到腰椎的肌肉，左右邊的緊繃程度差異過大（脊椎側彎除外）。

測試三：雙手向後交扣

第一次	第二次	第三次
□　月　日	□　月　日	□　月　日

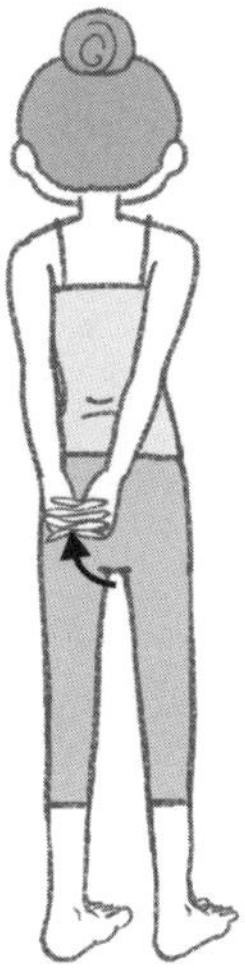

① 雙手相扣置於身後。

② 腹部不要往前突出，確認手臂是否可以稍微向上，肩胛骨是否有往內側集中。

測試結果

肩胛骨往內側靠攏時，請確認背部是否有不適感？如果背部有不適感，或是肩胛骨沒有靠攏，便有可能是肩胛骨和胸腔的活動範圍受限緊繃之故。

測試四：平躺抱膝

第一次	第二次	第三次
□　月　日	□　月　日	□　月　日

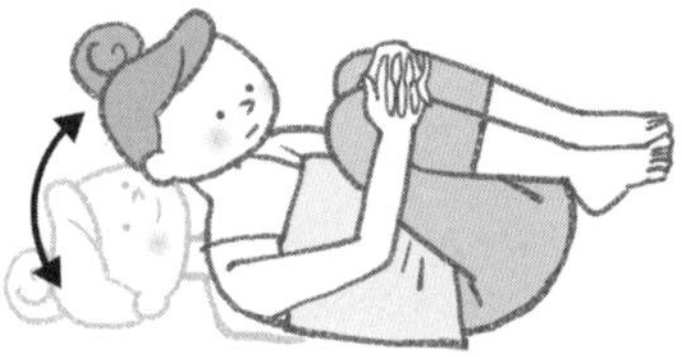

① 仰躺在墊子上，試著抱住自己的膝蓋。

② 緩緩抬起頭來，身體不要跟著彎曲，再慢慢放下。

測試結果

這時靠在墊子上的背部，有沒有疼痛的感覺？恢復平躺時候，靠在墊子上的背部有沒有不適感？如果有疼痛的感覺請立刻停止。每一塊脊椎是否感覺靈活？如果每隔一段間距就有不順暢的感覺，那就代表胸椎的「中段」到「下段」關節活動度受限，或者周圍的肌肉過於緊繃。

測試五：橋式運動

第一次	第二次	第三次
□　月　日	□　月　日	□　月　日

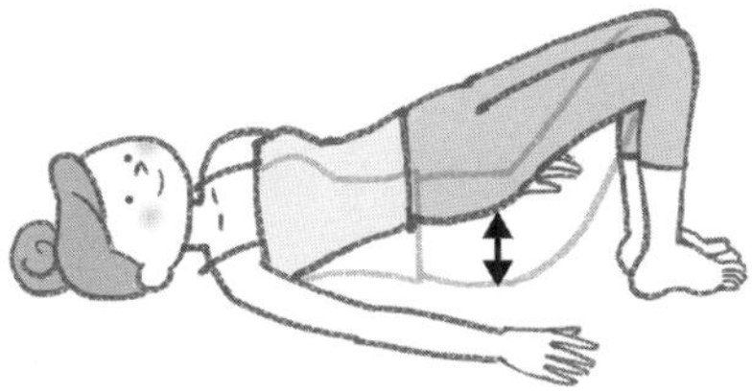

① 仰躺在墊子上，屈膝，雙手自然擺放於兩側，慢慢地抬起臀部。

② 接著，慢慢恢復平躺屈膝的姿勢。

測試結果

抬起臀部再放下時，胸椎有沒有異樣感？如果有疼痛的感覺請立刻停止。每一塊脊椎是否感覺靈活？如果每隔一段間距就有不順暢的感覺，那就代表胸椎的「上段」到「中段」關節活動度受限，或者周圍的肌肉過於緊繃。

測試六：貼牆站立

第一次	第二次	第三次
□　月　日	□　月　日	□　月　日

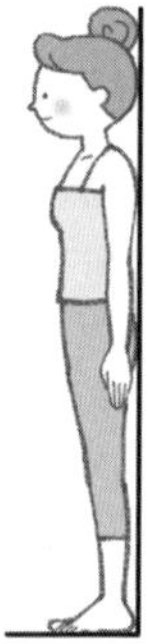

① 背部貼著牆壁站立。

② 在背部、肩膀、臀部貼牆的狀態下，後腦勺是否貼牆？

測試結果

這是確認平常站姿的測試；後腦勺和肩膀貼牆，腰部沒有過於離開牆面就算合格了。如果後腦和牆壁之間差距近五公分以上，可能代表頭部位置前傾而胸椎後彎。同理，腰部（腰椎）和牆壁之間差距一個半的拳頭，代表腰椎有過於前彎的可能。反之，腰椎和牆壁間連手掌也放不進去的話，代表腰椎有僵直或後彎的可能。

做完以上六個測試，各位是否有哪一邊的動作比較不靈活，或是只有某一邊會疼痛呢？要是做起來感到有些辛苦，就代表胸腔或肩胛骨太僵硬了。

不過請放心。每天稍微實踐本章介紹的鍛鍊方法，就算效果因人而異，只要持續鍛鍊一段時間，久而久之保證也會變靈活。說不定日後你還會很訝異，自己竟然達成了一開始做不到的動作。

為了迎接成功的那一天到來，請活用本書的自我測試章節，或是記下這次測試的疼痛部位和無法做到的動作，連同日期一起寫到筆記本裡，可當作一種自我鼓勵，讓身體可以持續運動下去。

多活動，預防脊椎提早老化

支撐脊椎的是肌肉，而胸腔和肩胛骨周圍也有肌肉分布。這些肌肉一旦僵化，就會妨礙到關節運動和內臟自由運作的空間。

誠如第一章所說，肌肉僵硬代表內臟或精神層面處於緊張狀態，或是骨骼有歪斜的問題，而肌肉試圖修正所導致的結果。

再者，肌肉有「喜歡偷懶」的習性。

本來肌肉有很好的伸縮性，然而一旦不好好活動，到了必要時就會失去伸縮功能。好比平常感冒臥病在床數日，感覺肌力下降的原因正是如此；所以肌肉僵硬會使肌力下降。雖然小部位的肌肉力量下降，我們不容易發現，但施力的方式會漸漸失去平衡，導致日後可能一不小心就傷到身體。

另外，**左右對稱的兩邊肌肉，其中一方肌力下降的話，另一邊就可能發生**

過於緊繃的現象，有時候這也是受傷的原因。

在肌肉僵化前，請務必勤於保養、鍛鍊肌肉，尤其，活動少用的關節來刺激肌肉。這種鍛鍊可以預防各式各樣的不適，既可保持脊椎安定，又能增加活動範圍。

順帶一提，替脊椎吸收衝擊力的椎間盤，缺乏血管供給營養。

椎間盤就跟吸水海棉一樣，從周圍的組織液裡吸收養分，所以不好好活動脊椎，體液就無法流入椎間盤提供養分。久而久之椎間盤變薄歪斜，就是疾病的成因。適當地活動脊椎後好好休息，睡眠時椎間盤就會吸收體液，增加本身的厚度。早上身高比較高正是這個道理，椎間盤越健康，這種差異就越明顯。

簡單來說，進行運動促進血液循環，是維持筋骨健康的祕訣。

活絡筋骨的暖身運動

改善以下部位不適

頸部・肩部・提高體溫

上下活動肩膀

唐突地活動身體，反而容易造成傷害。為此，開始鍛鍊前，請用「上下活動肩膀」來暖身，放鬆上半身的肌肉吧！

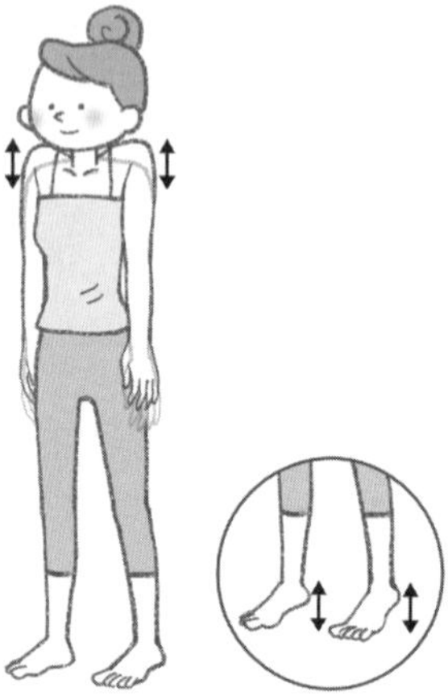

①完全放鬆手臂的力氣，上下抖動肩膀。動作要快，大約一秒上下兩到三次，持續個三十秒到一分鐘，身體就會溫暖，筋骨也會鬆開來，感覺通體舒暢。

難以掌握訣竅的人，不妨先輕輕墊起腳尖，讓腳跟也跟著上下移動。習慣以後，就能掌握上下活動肩膀的訣竅了。

順帶一提，平常聳肩習慣的人，做這個動作會感覺到肩膀放鬆下沉。

此外，這個方法能讓身體變得相當溫暖，尤其，女性多半有手腳冰冷和肩膀緊繃的症狀，建議女性讀者不妨多做此暖身運動。這個方法既能暖身，又能紓緩手腳冰冷或肩膀痠痛。因為血液循環變好，身體的疲勞也就跟著消解了。

鬆筋解痛的簡易鍛鍊

脊椎鍛鍊 一 轉身推牆

改善以下部位不適

頸部．肩部．腰部．骨盆．精神．消化器官．呼吸

這是活動胸椎的伸展運動，我們平常很少扭轉身體，尤其是胸部這段，但使用牆壁即可輕鬆達成。只要時常扭轉脊椎，就是防止脊椎老化的最佳方法。

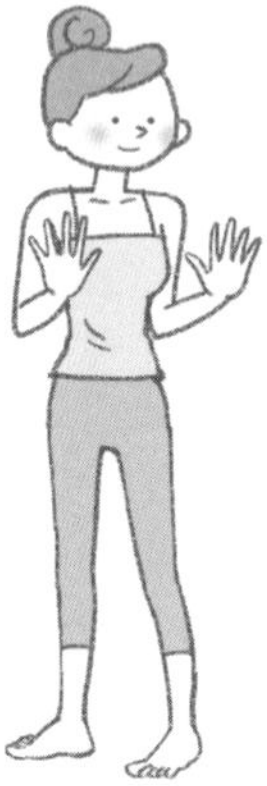

①背對牆壁，大約距離牆壁二十到三十公分，雙腳張開與腰同寬站立。右腳與牆壁平行，左腳往內轉四十五度，雙手置於胸前。

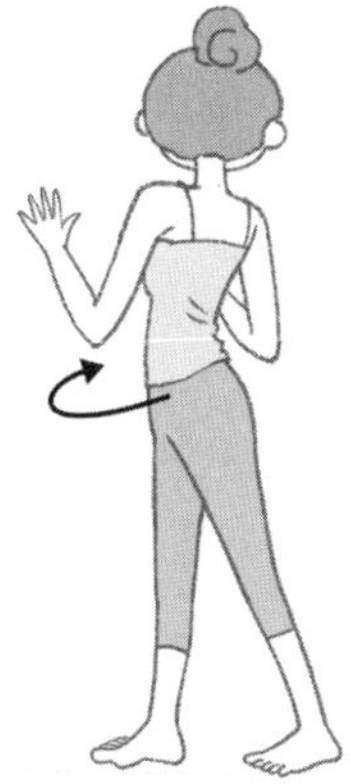

②在這種姿勢下，讓上半身向右扭轉，雙手碰觸牆壁，頸部也向右扭轉。

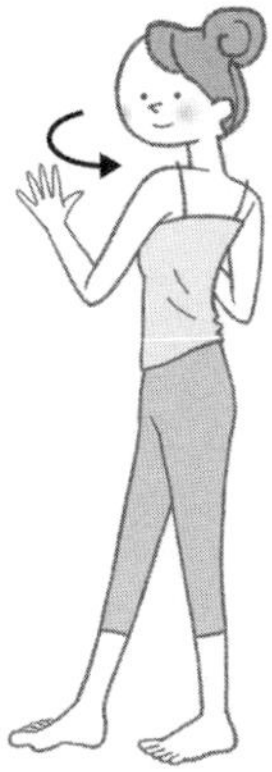

③接著，臉部轉回左邊。

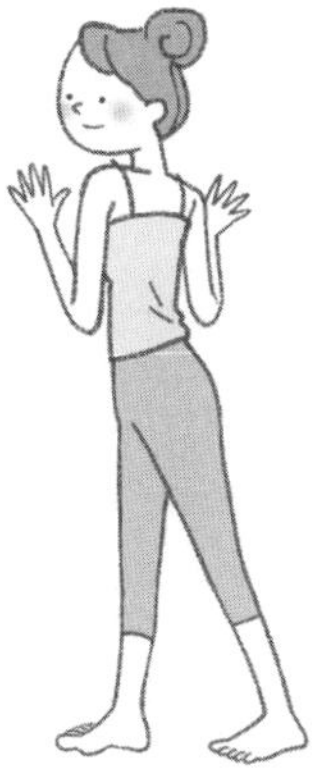

④頭部和牆壁平行，上半身貼向牆壁。將身體重量放在牆壁上，自然地呼吸三到五次。左邊也以同樣的方式重複進行。左右各做兩組即可。

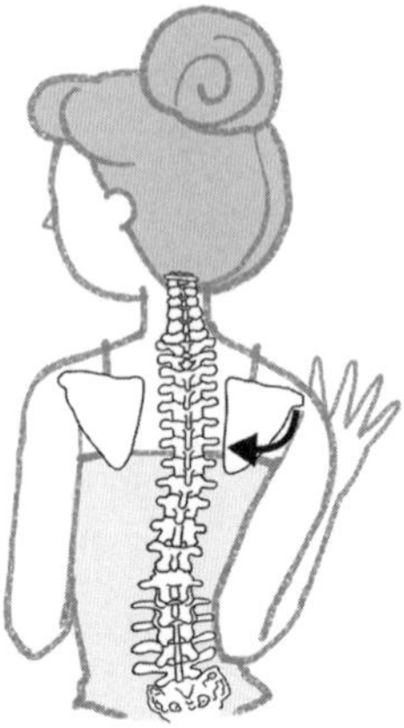

❖動作重點

這個動作，可以讓肩胛骨內轉，配合脊椎的扭轉動作側彎。同時，胸部的肌肉（如胸大肌）以及側腹到背部的肌肉（如前鋸肌和背闊肌）也會一同伸展，緩和肋骨的緊繃狀態。

手掌貼牆的動作讓我們在安定的姿勢下，輕鬆完成伸展運動。但是，請注意，手掌置於胸前就好，手肘過高或過低，可能會造成過度伸展傷害。此外，進行時如果手肘、手掌、肩膀疼痛，請立刻停止。

專欄一

扭轉脊椎有助改善體質

易於僵化的胸背位置可藉由扭轉，活化脊椎，誘導肩胛骨細微地活動，改善肩痠、腰痛、腸胃不適的問題。

另外，肩胛骨周圍特別容易因為壓力而緊繃；放鬆這一帶有助呼吸順暢，對自律神經和精神面也有良好的效果。簡而言之，扭轉脊椎有以下的好處：

- 放鬆肌肉，不易痠痛。
- 骨骼變得更靈活，有助改善疼痛。
- 呼吸變順暢。
- 改善內臟機能。
- 體液循環變好。
- 調整自律神經。

・安定心神。

為此，這個鍛鍊請各位務必養成習慣，持之以恆每日至少進行三次。

脊椎鍛鍊 二 坐姿轉背

改善以下部位不適

頸部・肩部・腰部・骨盆・精神・消化器官・呼吸

對下盤強度沒信心的人，不妨坐在椅子上扭轉脊椎。這個方法可以利用上班的休息時間，或是看電視的時候輕鬆進行。

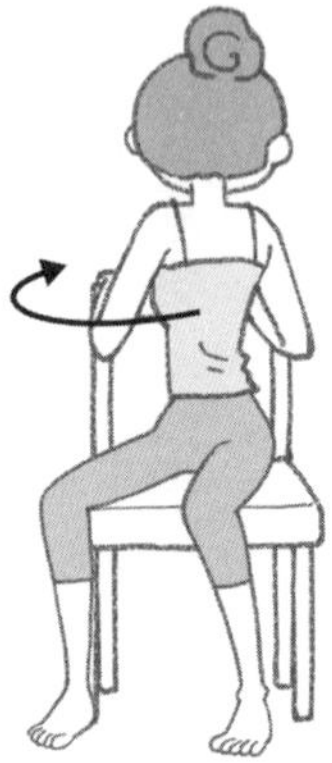

①雙腳稍微張開一點坐在椅上，雙手抓住椅背，身體轉向右後方。肚臍盡量朝向正面，避免腰部扭轉。

②接著，臉部轉回正面，呼吸三到五次。
左邊也以相同方式重複進行。

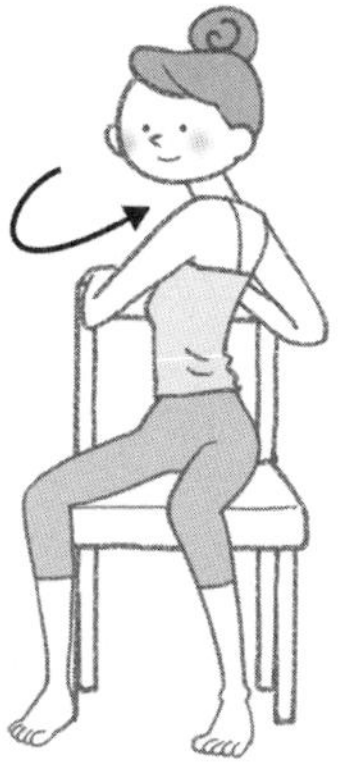

脊椎鍛鍊三 仰躺轉背

改善以下部位不適

頸部・肩部・腰部・骨盆・精神・消化器官・呼吸

早上起床的時候，放鬆一下僵硬的脊椎周圍吧！

這一招利用休息時間做也沒問題。目的是拉開緊繃的胸口，屬於幫助我們舒服活動的柔軟運動。另外，請務必在墊子上練習，又，過於扭轉髖關節或腰椎可能會受傷，小心不要鍛鍊過度。

①平躺在墊上，張開雙臂。

②立起左膝，往右側傾倒，呼吸三到五次。不必勉強讓左腳膝蓋完全碰地，但要將意識放在拉開胸腔的動作。接著，再換立起右膝，往左側倒，以相同方式重複進行。

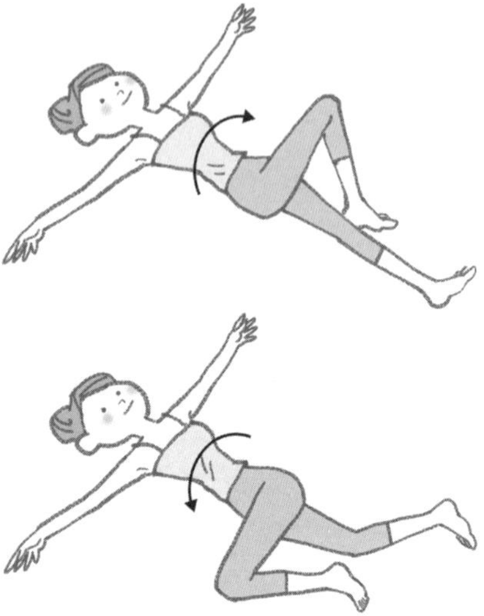

❖動作重點

這個動作也能伸展臀部肌肉，消除全身的僵硬。柔軟度好的人，不妨用右手碰觸傾倒的左膝提高強度，效果更好，但切記不要勉強。

肩胛骨鍛鍊 一 雙手伸直左右側彎

改善以下部位不適

頸部・肩部・呼吸

讓肩胛骨朝各個方向活動，藉由背脊的伸展、捲屈、後仰，放鬆胸口，幫助肋骨、胸椎、胸腔中的內臟的活動更順暢。以下介紹三種肩胛骨的鍛鍊。

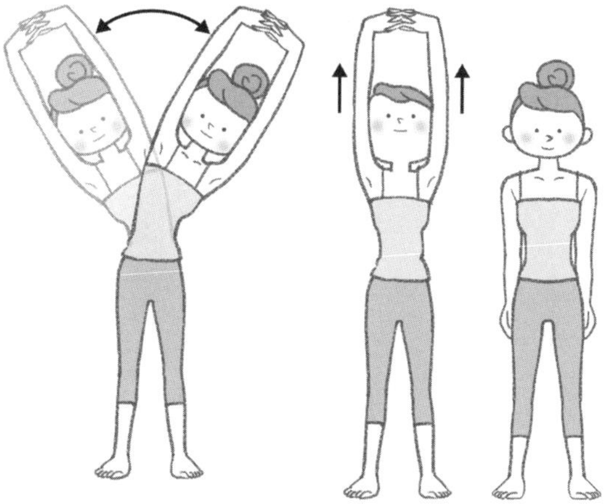

①雙腳打開與肩同寬站立，雙手交扣伸直，置於到頭頂上方。

②吐氣，身體向右傾倒；接著吸氣，身體回正，再以相同方式換左側彎。

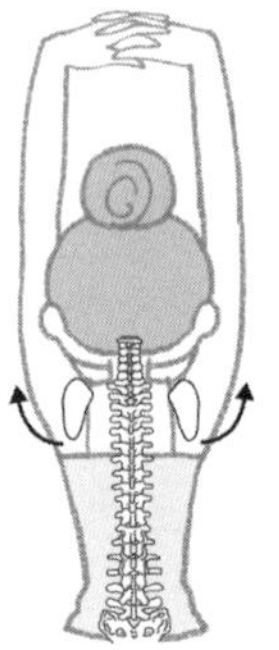

③進行時，注意是讓肩胛骨朝外側打開，伸展身體側邊，而不光是抬高肩膀。

肩胛骨鍛鍊 二 挺胸雙手向後拉

改善以下部位不適

頸部・肩部・腰部・精神・消化器官・呼吸

①雙腳張開與肩同寬站立，雙手在腰部後方交扣，稍微收下巴。

②吸氣，肩胛骨往內靠攏。交扣的雙手往斜後方伸展；在吸氣的過程中，雙手慢慢向上抬。

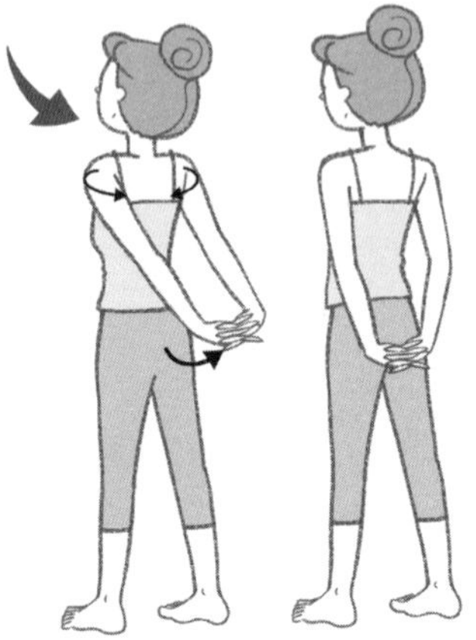

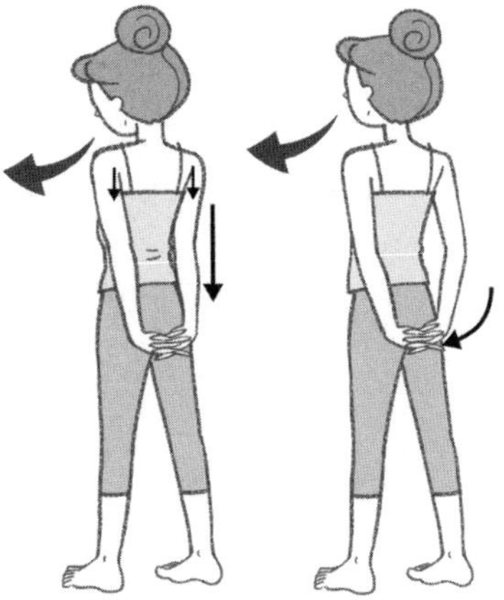

③吐氣，雙手慢慢放下，臉部也回正。

④在吸氣和吐氣的過程中，注意不是雙手上下移動而已，而是要用肩胛骨的力量，將雙手往上帶起。

❖動作重點

這個動作不是單純地抬起下巴，而是以收下巴的方式伸展胸椎。單純抬起下巴會改變導引的部位，請特別留意。

肩胛骨鍛鍊（三）圓背伸展運動

改善以下部位不適

肩部・精神・消化器官・呼吸

這個動作特別適合那些胸椎過度後仰的人進行，若有此問題者，建議天天進行數次，加強肩胛骨的力量。

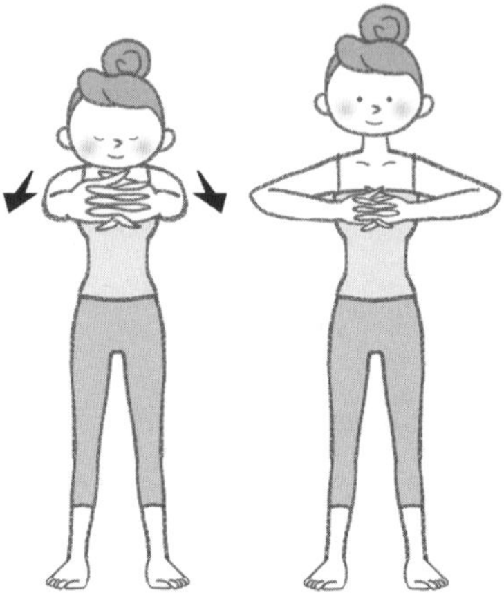

①手肘彎曲，雙手置於胸前交扣。

②將交扣的手掌往前推至極致。

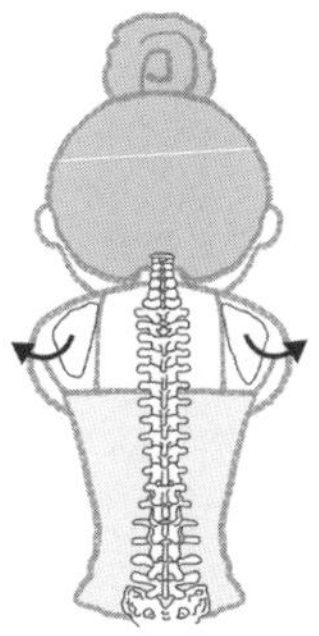

③圓背，感覺是用肋骨的力量，將肩胛骨朝外伸展開。

專欄二

肩胛骨的功能好壞，對四肢有相當程度的影響

肩胛骨只和鎖骨相連，是懸浮在肋骨上的骨骼。但在各部位肌肉從旁拉扯下，讓肩胛骨得以保持安定和平衡。

肩胛骨位於胸椎的第一段到第七段左右，和心肺有很深遠的關聯。因此，只要刺激肩胛骨中間，便有助調理內臟和自律神經。

另外，肩胛骨周圍的肌肉和脊椎相連，為此放鬆該部位的肌肉，即可改善

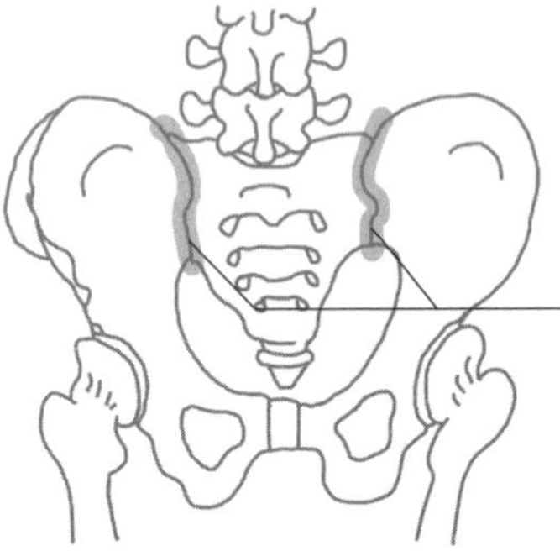

腰痛、肩痠，頸疼等諸多不適症狀。

再者，肩胛骨內側一帶，我認為和骨盆的薦腸關節也有相對關係。換句話說，肩胛骨內側相當於上半身的薦腸關節。

這部位在中醫裡有重要的穴道，一旦出問題對下肢也有影響。相對的，肩胛骨一帶調理得宜，亦能改善下肢的疼痛。除此之外，肩胛骨內側的重點部位和許多症狀也有關聯（更多相關說明，請見第四章）。

除了實踐肩胛骨鍛鍊法之外，按摩肩胛骨連接的部位，也可以獲得不錯的效果。

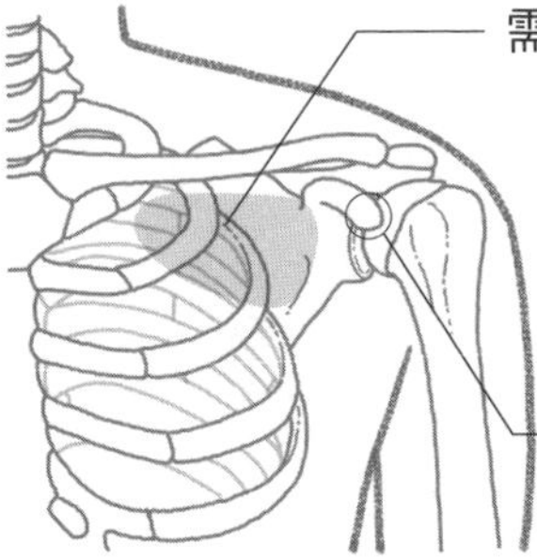

這個部位就在鎖骨下方的凹陷處。但肩胛骨前端的「鳥喙骨」有肌腱附著其上，是十分纖細的部位，不能隨便觸碰。順帶一提，名之為「鳥喙骨」就是因為其形狀長得很鳥喙的突出部位。

刺激這塊鎖骨下方的部位，能矯正前傾的肩膀和肩胛骨，端正姿勢。另外，頭部的位置也會改變，有改善肩頸疼痛的功效。

鍛鍊肋骨 平躺抱胸扭轉

改善以下部位不適

肩部・骨盆・精神・消化器官・呼吸

放鬆緊繃的肋骨，不僅能讓呼吸便順暢，也可以活化內臟機能。用睡覺翻身的方式，把肩胛骨朝外拉，幫助肋骨擴張吧！但請務必在下方鋪墊子，以免受傷；用枕頭做起來會更輕鬆。

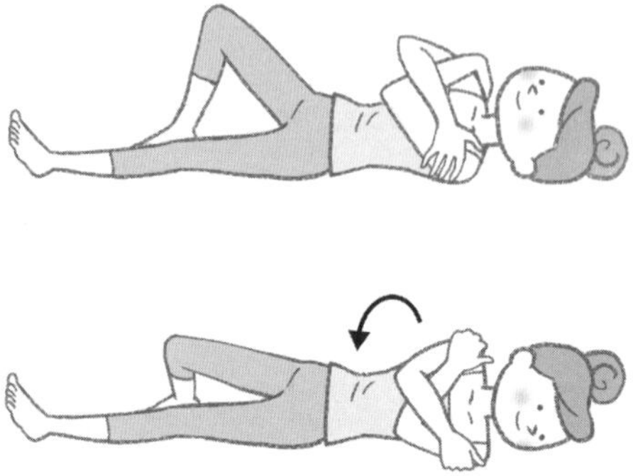

①平躺在墊子上，立起右膝，左手抓住右肩，右手再抓住左上臂，使雙臂在胸前交叉；有點類似抱住身體的感覺。

②身體慢慢往左傾倒，同一個方向重複三到五次。接著，反方向也做三到五次。

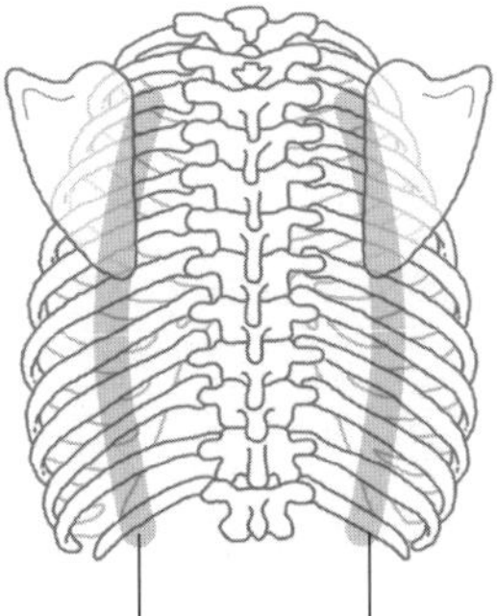

◆ 動作重點

消化器官或呼吸器官有慢性疾病者，通常也顯得無精打采，這種人的肋骨角一帶也特別僵硬。肋骨周圍的肌肉僵硬，呼吸就會變急促，造成自律神經失調。

胸椎後屈就是肌肉緊繃的證據，造成交感神經一直處於啟動狀態。進行這個柔軟運動，拉開肩胛骨和肋骨角，能讓僵硬的肌肉和關節變靈活。請多練習這個鍛鍊法，並養成深呼吸的習慣，活化肋骨和周圍肌肉的健康吧！

鍛鍊肌肉 前彎伸展

改善以下部位不適

頸部・肩部・精神・呼吸

習慣以上各種鍛鍊運動後，如果還想更進一步，試著用前彎伸展，活化背部和髖關節吧！這個動作有紓緩身體緊繃，促進血液循環的效果。只是，有高血壓、暈眩、心律不整等心臟疾病的人最好不要勉強嘗試。

動作二把腳張開一點比較容易辦到，前腿用力，後腿（腿後腱）更好伸直，可增加髖關節的柔軟度。再者，還能利用重力緩解肩胛骨或胸腔的緊繃。而動作三則對放鬆身體很有效，身體放鬆後血液循環也會變得更好。此外，前彎時，若背部到頸部一帶有緊繃感，代表胸腔可能太過僵硬。

①雙腳打開略比肩寬站立，雙手在後方交扣，上半身慢慢向前傾倒。

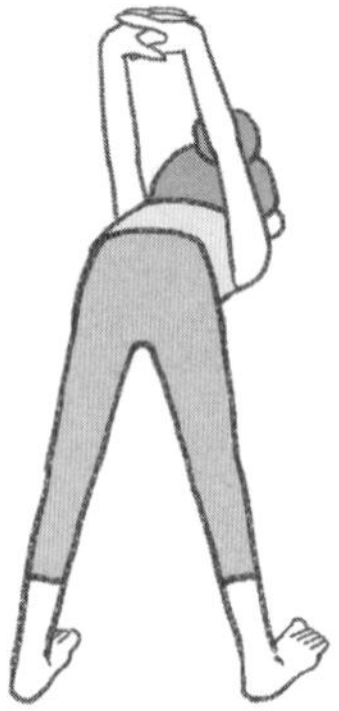

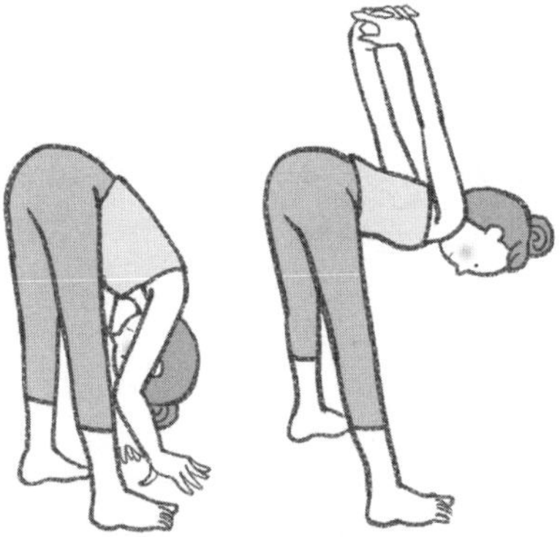

②在脊椎不彎曲的狀態下，先用髖關節向前彎曲，再慢慢傾倒上半身。

③接著，手臂放到前面，身體前彎。手臂下垂，暫時放鬆，保持靜止狀態。在這種狀態下慢慢深呼吸三到五次，試著感受背後的胸椎伸展；此外，請注意手掌不必勉強碰地板，自然擺放即可。

鍛鍊腿部　屈膝骨盆畫八

改善以下部位不適　腰部・骨盆・消化器官・溫暖身子

這個動作，可以讓連接腿部和骨盆的髖關節，以及連接骨盆和脊椎的薦腸關節獲得舒緩，不僅能提高關節的可動性，對腰痛也很有效果。早上起床時，搭配「仰躺轉背」一起進行，效果更好。此外，薦骨和後腦也有關聯，一旦腦脊髓液的循環變好，就會有放鬆心情的效果，同時副交感神經的功能活化，也有助改善排便和荷爾蒙平衡。

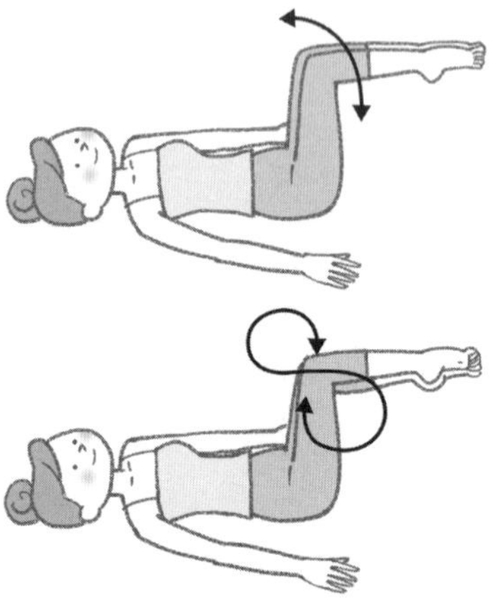

①平躺墊上，雙手手心向下置於兩側，膝蓋和髖關節呈九十度直角。維持在這種狀態，左右搖擺膝蓋，注意，重點是有節奏地大動作搖擺。

②接著，以畫八字的方式左右轉圈，不用勉強，在髖關節可活動的範圍內稍微活動即可。

利用每日鍛鍊，找回身體知覺

脊椎老化或僵化，使得許多人失去原本應有的正常知覺。例如：有些患者即便我輕輕按壓，他們就反應很痛，相當敏感。反之，也有患者不論我怎麼用力按壓，他們都沒有疼痛感。

無論是太痛或無感，都代表他們的大腦沒有正確傳遞訊號。

脊椎關節有感覺的受容體存在，本來能察覺到脊椎的位置、動作、伸展等狀況。但是，若脊椎關節長期扭曲或緊繃，就會影響到受容體的功能，使得感覺變遲鈍。除了關節以外，異常緊繃的肌肉也會有同樣的情形發生。換句話說，這代表大腦沒有正確傳遞感覺。

感覺異常會有什麼問題呢？打個比方，這就好像我們在日常生活中收到禮品，非但沒有道謝，還反問對方為什麼要送禮一樣；這是不正常的反應。

學生若沒有學習的心思和幹勁，老師教得再簡單他們也聽不懂；同理，大腦也會做出錯誤的解釋和反應。如果感覺傳遞正確，大腦就會做出正確的解釋和反應，身體的自癒功能也就會修復毛病。

因此，**要是我們感覺不到疼痛，不快的感覺卻一直傳遞到大腦，身體就會處在亢奮狀態增加大腦的壓力，造成失眠和疲勞的症狀。**

進行上述鍛鍊法的用意，在於活絡骨骼和肌肉，紓緩緊繃，以及恢復正常的知覺。因為察覺緊繃和疼痛等異常感覺很重要，以免持續帶給大腦壓力。話雖如此，也不要太勉強鍛鍊，讓關節在符合人體工學下活動，就有十足的刺激效果。如此，久而久之，就能恢復本來的感覺了。

當感覺恢復正常，大腦會立刻察覺不適的症狀，在身上發出警訊。也就是說，只要能即時察覺到身體的不適，即可預防更嚴重的疾病。

勤鍛鍊，增加內臟的運作空間

進行胸腔的鍛鍊，有助改善血液循環，提供內臟和神經充分的營養；而原本受到壓迫而不易活動的各個內臟之間，也會產生活動空間。

胸腔裡的各個內臟雖緊密相連，但只要多活動胸腔和肌肉，內臟會變得更好運作，就好像客滿的捷運上多了一點空間一樣。

以教育為例，父母凡事插手管教，孩子的才能便無法開花結果。施加某種程度的管理和教育，給予自由想像和行動的空間，孩子的將來才會一片光明。

誠如前述，僵硬的胸腔和肌肉活動不易，會壓迫內臟，影響到自律神經，導致身體不適。這就好比父母整天束縛孩子，孩子總有一天會受不了。若父母給孩子自由的環境，孩子自然開朗活潑。內臟也是一樣的，有了自由活動的空間，內臟就能發揮本來的機能。胸腔和肩胛骨的鍛鍊法，就有這樣的效果。

按摩伸展胸部，就能放鬆背部

各位有聽過「décolletée」這個字嗎？

也許你們有聽過女性的禮服稱為「robe décolletée」（一種胸襟大開的服飾，露出肩膀或背部的禮服），消除水腫的美容法則稱為「décolletée massage」對吧？事實上，décolletée（法文）是指頸部到胸口一帶。

按摩這個部位的鎖骨下方，可紓緩胸腔緊繃，讓呼吸更順暢（方法請參照下一頁）；此外，也有極佳的心情放鬆效果。而該部位在中醫觀點裡，也和腸胃有關，具有調整腸胃健康的作用。

最有趣的是，調養這個部位對正後方的背部也有效果。由於用背部相稱太籠統，故這裡用「胸後背」來稱呼。胸後背一帶有斑點的人，胸腔多半過於僵硬；而壓力大的人，胸後背容易長痘子。

為此，按摩前胸的這個部位，也能放鬆背部胸椎一帶的肌肉，緩解背部肌膚的毛病。不妨在洗完澡的時候，嘗試按摩一下，放鬆身體。

紓緩胸頸僵硬的按摩法

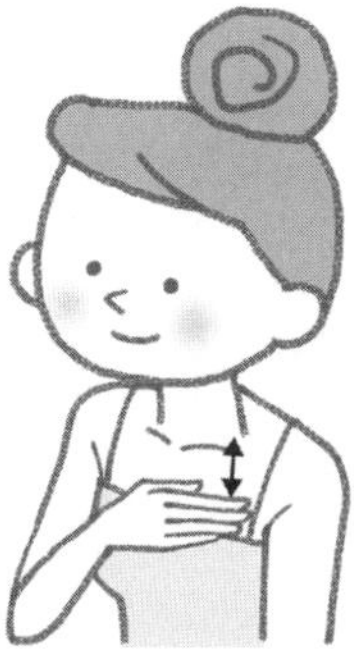

①按住鎖骨下方，稍微有些突起的位置（與七十七頁的位置相同）。

②順著肌肉紋理上下按摩。注意，該部位有肋骨，不要按壓太大力；用畫圓的方式按摩也可以。

理想的正確姿勢？

想要鬆筋解痛除了避免不規律的生活、營養失調、過勞以外，其中，最需要注意的，就是平時維持正確的姿勢。若平日的生活習慣不好、姿勢不良，做再多的鍛鍊也沒用。

那麼，理想的正確姿勢，究竟是怎樣的姿勢呢？

背脊打直看起來美觀又大方，但直挺挺的姿勢不見得是好的姿勢。背部持續保持在緊繃狀態，是一件很累人的事。每個人天生骨形不同，合適的姿勢也不一樣，無法一體適用。

我認為理想的正確姿勢，是不會讓身體疲勞的姿勢。換句話說，不會浪費多餘體力的姿勢才是好的姿勢。話雖如此，過於放鬆的懶散姿勢也不好。一旦養成壞習慣，就算當下覺得很輕鬆，也會在不知不覺間造成其他部位的負擔。

例如；駝背就會壓迫到內臟，使呼吸變得急促，僵化背部的肌肉。這樣一來便很難好好深呼吸，更會影響到內臟機能和精神層面。

簡單來說，不會疲勞、又不會對任何部位施加壓力的姿勢，才是好的姿勢，這樣比較好理解，對吧？另外，不讓椎間盤和肌肉承受頭部的重量負擔，也是一大重點。

好好實踐書中的各式鍛鍊，調養背部的狀態，脊椎即可恢復原本的S形，避免承受重力和地面的衝擊力。另外，確立自己的目標，養成這樣良好的姿勢，也是持之以恆鍛鍊的訣竅。最後，最重要的是每天花點時間練習，讓自己有面對身心的時間。

第三章

找出疼痛源頭，對症下藥

身體不適的原因，不只一種

從第三章開始，我們要從人體構造來深入探討引起各種身體不適的原因。引起不適的原因不一而足，同樣的症狀在不同的對象身上有不同的原因。好比同樣是腰痛的問題，不見得全都是腰部的問題。有些是腿部問題、內臟問題、壓力，或是以上這些問題共同引起的。另外，容易拉肚子的人通常腿部肌肉緊繃，導致腰部疼痛。這是因為腸子的神經迴路和腰腿共通相連的關係。

由此可見，光是治療疼痛的部位，頂多只能暫時緩解疼痛，沒有辦法徹底解決病根，如此，同樣的問題就會一再發生，治標不治本。

病因也許就隱藏在意想不到的地方，想要永遠擺脫不適，最重要的是先找出引起不適的源頭是什麼。

誠如第一章所述，身體內部（內臟）、身體外部（骨骼、肌肉、皮膚）、心靈（感情、精神）互通，我們必須從完整的角度，全面審視身體和心靈的狀態，才能根除不適。

除了這三大要素彼此互相影響，從外部層面來看，我們也不難發現全身緊密相連。首先，包覆關節和肌肉的「筋膜」就是從頭到腳連繫在一起。請試著彎下你的脖子，你會感覺到背部和腰部也有拉扯的力道。人體各個肌肉的功能都不一樣，但包覆肌肉的筋膜是相連的，每一塊肌肉都息息相關。

從運動原理的角度來看，關節之間也是互相連動；最簡單的例子，莫過於走路了。當右腳往前踏，左手往前擺時，胸腔和肩胛骨也跟著活動。反之，當胸腔和肩胛骨活動，也會牽動到骨盆和下盤。

由於人體各部位緊密相連，為此，某個部位發生異常時，其他較遠的部位也會受到影響。好比我們平時沒特別注意的姿勢、走路方式、坐姿，都有可能害某個部位出問題，對內臟或精神層面帶來不良影響。

統整全身神經的脊椎

血管和神經就是遍布全身又緊密相連的東西。其中最主要的「中樞神經」是控制感覺、運動、情緒、反射、呼吸等各種機能的神經。中樞神經位在大腦和脊髓，從大腦分布出去的稱為「腦神經」，從脊髓分布出去的則稱為「脊髓神經」。從脊髓再細分出去的神經，和遍布全身的末梢神經相連。

脊髓神經又有分成管理運動和感覺的「體性神經」，以及管理內臟機能和知覺的「自律神經」。依照不同機能，神經的名稱也不盡相同。

前面曾提過，**神經從腦部和脊髓細分出去，但神經的作用是雙向性的。**有分為從腦部直達脊髓和末梢的「遠心性」機能，以及從末梢直達脊髓和腦部的「求心性」機能。

例如：吃太多東西胃部不適時，自律神經會下意識地察覺到那種感受，透過脊髓傳遞到大腦。訊息一經大腦處理，藉由遠心機能傳遞出去，使胃部附近的背部肌肉僵硬，或是皮膚過敏而產生疼痛。

這一連串的反應，稱為自律神經反射（內臟體性反射）。關係到皮膚或肌肉狀態的是體性神經，但同樣經過脊椎出入口的自律神經（負責掌管胃部等內臟機能），和體性神經同為脊髓神經，雙方有這種形式的密切關聯。

換言之，脊椎是脊髓神經的通道，也負責身體活動，對複雜的神經進行統整和保護。看懂這些機能，就不難瞭解預防脊椎老化有多重要了。

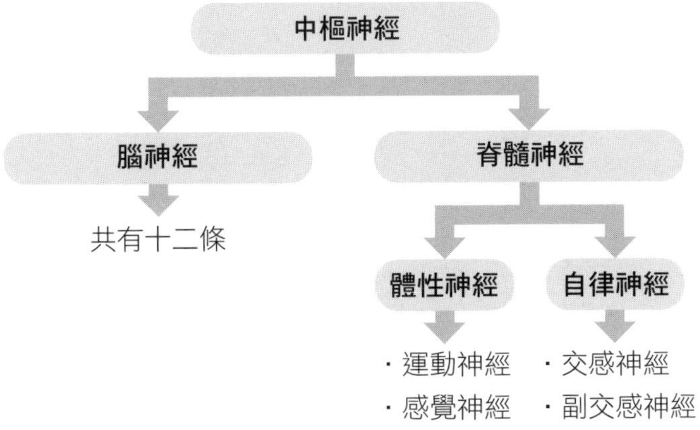

為什麼自律神經失調會影響精神狀態？

誠如前面所述，自律神經中的交感神經幹，就在脊椎前方的兩旁。

各位不妨試著想像一下，內臟和脊椎中的脊髓，與交感神經交錯的中繼站就是交感神經幹了。交感神經與關係到運動和感覺的體性神經，一起通過脊椎骨上下之間的孔洞。

依照解剖學的觀點，以及中醫對脊椎與其旁邊穴道的關聯，再加上我個人的經驗來看，心肺與胸椎的第一節到第五節有關，胃和肝與第五節到第十一節有關，腸和腎上腺也和胸椎的下方有關。

也就是說，胸椎和自律神經的關係非常深厚。胸椎歪斜、胸腔窘迫的狀態一旦發生，就會發展成內臟問題。

自律神經失調，會造成各種身體不適。因為一旦自律神經失去平衡，人體器官便無法正常運作，太過嚴重者，甚至會被診斷為「自律神經失調症」。

例如：頭痛、肩痠、暈眩、耳鳴、心悸、畏寒、失眠、血壓異常、食欲不振、倦怠感、便祕、腹瀉、胸悶、呼吸困難、痲痺、口乾、打嗝、喉嚨不適、胸口灼熱、反胃、嘔吐、腹痛、頻尿、殘尿、多汗等。

有自覺的症狀就已經這麼多了，撇開可以找出原因的內臟問題不談，許多「原因不明的不適」都和自律神經有關。尤其還有焦慮、不安、驚恐、情緒低落、集中力欠佳等感情和精神層面的不安定性，是非常麻煩的事情。

原則上，自律神經失調，主要的原因在於過度的壓力、生活節奏混亂、環境變化。女性則關係到女性荷爾蒙、容易感受到壓力的性格等，有些情況也和胸腔等骨骼問題脫不了關係。就結論來說，胸腔等骨骼產生問題，本來能夠自然修復和改善的毛病，就沒辦法好轉了。由此可見，身體的不適，是各種錯綜複雜的原因交織而成。

那麼，為何自律神經失調不只會造成身體不適，連帶精神層面和心理狀態也會受到影響呢？

事實上，精神問題相當複雜，很難斷定明確的原因。唯有一點可以肯定的是，呼吸是一個很重要的因素：呼吸作用與自律神經密切相關。

人在緊張的情況下，交感神經會優先運作。這時呼吸變急促，氧氣無法傳送到全身，血液循環自然變差，營養的傳送也就停滯了。也是因為這個生理機制，使人類難以長期處在緊張狀態下。持續緊張的人體，交感神經優先運作的狀態就會持續下去，久而久之，自律神經肯定失衡，最終導致荷爾蒙失調，身體疲憊不堪。

荷爾蒙是調節睡眠、血壓、代謝、成長、利尿、內臟收縮等機能的物質。荷爾蒙和自律神經相輔相成，掌管身體的「恆常性機能」（註：此為生物的重要性質之一，不受體內或體外環境變化的影響，保持身體狀態的機能，例如維持體溫、血壓、水分量、排除病毒等異物、修復傷口等，又稱為恆定狀態）。

好比我們遭受壓力時，腎上腺會分泌一種被名為「皮質醇」的壓力荷爾蒙，這是保護身體不受壓力侵害的荷爾蒙。但這種荷爾蒙長期分泌下去，對腎上腺的負擔很大，會導致免疫力下降，引發身體不適的症狀。

此外，用來放鬆身心的「血清素」荷爾蒙也會受到影響。血清素是一種關係到身心安定的神經傳導物質，對精神層面的影響不小。一旦缺乏血清素，就會有失眠、焦慮、情緒不穩等精神方面的問題。

另外，被稱為大腦邊緣系統的好幾個部位，與感情、意念、記憶息息相關。自律神經和分泌荷爾蒙的內分泌系統，也和邊緣系統有密切關聯。從這些關係來思考，我們不難發現自律神經與精神、心理狀態，密不可分。

雖然，精神失調不見得是自律神經或荷爾蒙的影響，但緊張狀態和急促呼吸造成的體內變化，絕對會帶給精神層面不良的影響。

專欄 三

某部位失能，就會增加其他部位的負擔

一個公司或家庭，如果有人偷懶不工作，就會增加其他人的負擔。最初也許有人可以幫忙頂替一下，但久而久之，過勞的人肯定會受不了。到頭來，整個公司和家庭都得承擔苦果。

人體也有可能發生同樣的情形。

尤其在面臨強大壓力時，人體感受到生命危機就會產生一種防禦機制。例如：心跳加速、呼吸頻繁，這對循環器官和呼吸器官都是負擔。久而久之，自律神經失調導致呼吸急促，進而造成輔助呼吸的上半身肌肉過於緊繃。

不僅如此，保護心肺等臟器的胸腔，也會出現緊繃的問題。其中，包含肋骨和胸椎的胸腔，一旦失去原本的靈活，頸椎和腰椎就必須努力代償，人體就是用這種方法彌補不足的機能……。

過度承受負擔的頸椎和腰椎，總有一天會受不了。在超越活動極限的運動過程中，關節和椎間盤受到壓力，就會在無意間受到傷害。長久下來，連肌肉都會產生防禦反應，進入緊繃的狀態。

這種惡性循環持續下去，一點小動作或小問題都可能引發病灶，產生急劇的疼痛感；這也就是所謂的「落枕」或「閃到腰」了。

話雖如此，只要平時勤加活動僵硬的胸腔和胸椎，即可保持身體均衡，不會帶給其他部位太大的負擔。或者，利用本書的鍛鍊法扭轉脊椎，其他部位也會朝疏於活動的方向動作。

打造健康的身體就好比營造一個環境，讓不肯工作的人養成工作習慣，如此一來就能防止優秀人才或親切的好人過勞了。

壓力和心理問題是萬病根源

俗話說「病由心生」，自古以來心理問題就被視為疾病的根源。我在學習中醫後，更深刻瞭解到身體不適和內心問題之間，有十分重大的關聯。

在中醫的觀點裡，疾病的原因有分「內因」、「外因」、「不內外因」這三種。內因是源自心靈或感情的因素，外因是細菌、病毒、寒熱等外在因素。而不內外因，則是暴飲暴食、工作過度、性生活過度、姿勢不良等不利人體的生活習慣。換言之，中醫是從整體觀點來看待身體的問題，並不只是考量各別的身體部位，連心靈問題也一併考量進去。

實際上，有些女性經我多次治療，腰痛依舊無法根治。我詢問她們平日生活狀況，發現她們在職場承受莫大的壓力。於是，我提供她們適當的壓力發洩方法，以及如何調整心態的建議。隨著她們的心情平復，腰痛也逐漸好轉了。

像這樣的例子，也能從現代醫學的角度說明。

心裡有問題，肌肉就會不自覺地緊繃，導致血液循環變差而缺氧，讓引發疼痛的物質累積於體內。疼痛造成惡性循環，降低自律神經、荷爾蒙、肌肉、內臟等機能，使身體產生痠痛。

舉例說明：找出席過許多會議，常常看到這種場面，相信大家也有經驗才對。當有人意見對立時，現場的氣氛會變得很凝重。這時，請各位觀察周圍的人群，那些下意識忍受焦慮、不安、緊張的人，習慣用左手按住自己的右肩。這代表人在感情不安定、忍受痛苦、承擔壓力的狀態下，右肩會突然僵化疼痛。

這種說法出自中醫，中醫認為肩膀有連接「肝膽」的經絡（中醫的「肝」不是指肝臟這個臟器，而是以肝臟為首的機能和生理現象，詳見一百二十四頁；經絡解說詳見一百二十九頁），詳細內容稍後描述；總之，「肝」和憤怒的情感有很深的關聯。實際上，肩膀上分布的是「膽」的經絡，膽和肝互為表裡，「肝」的狀態也會顯現出來。人類或許就是用這樣的方法，來確認憤怒的情感。當然，光看中醫的理論，各位或許不能理解為何只有右肩，對吧？其實從解剖學的觀點也能說明，只是會過於複雜，這裡我們就暫且不提。

繼續說明。近來，現代醫學也主張精神壓力會降低免疫力，是各種疾病的成因。事實上，這就是關係到自律神經和荷爾蒙問題，同時壓力導致內臟機能下降也是顯而易見。

例如：我們受到精神上的打擊時，胃部就會感到疼痛。胃腸的毛病除了和飲食習慣、飲食內容有關以外，精神層面也有很大的影響。

再者，腎上腺、腎臟、肝臟容易受到壓力與自律神經失調的影響。其中，肝臟在人體中是僅次於皮膚的第二大器官，肝硬化等重度肝臟疾病所引發的「肝性腦病變」，就是一種會對腦部造成認知障礙的疾病；由此可見，肝臟的解毒功能降低，也會重創到精神和心理狀態。

在中醫觀點裡，涵蓋肝臟機能的「肝」一旦患病，就會出現抑鬱和憤怒的情緒。罹患肝病的人容易發脾氣，或是有奇怪的言行舉止，這些精神上的異常和現代醫學的臨床結果也有共通之處。

腦部與精神關係密切，是眾所周知的事實，而中醫認為保持內臟健康，更能增進精神上的安泰。也就是說，內臟機能下降的訊號會傳至大腦，僵化內臟周圍的肌肉，進而產生疼痛。這種狀態長期持續下去，腦部情況也會有所變化。倘若內臟或身體狀態不佳，自然會影響到本來的態度或言行。到頭來，精神上的安泰就無以為繼了。

大腦就像警報器一樣，會強化接收到的信號再轉發出去。內臟不適加上情緒低落，異常訊號傳遞到腦部，腦部就有可能病變，產生錯覺或錯誤反應。

我認為在病況惡化前，就該從身體著手來調整心理。當然，學習心理技巧或知識也非常重要，但與其改變自己的心理狀態，不如先以活化脊椎為重點來調養體質，反而更能快速地看見成效。

身體健康，心理狀態自然變好

身體不適的時候，人們只會在意疼痛的部位和症狀。其實不管嘗試任何治療法，沒有改變想法、生活習慣、環境就難以治本。

我舉一個男性為例。他是個遊走各國的忙碌生意人，工作量十分驚人。有一次，他在陪小孩子玩的過程中傷到腿部，跑來找我治療。之前他也有好幾次背痛和腰痛的求診病歷，我一直很擔心是他的工作負荷量太高所致。果不其然，這一次他的腿部受傷，就是疲勞和壓力導致自律神經失調、腿部肌肉持續緊繃、血液循環不良造成的。由於肌肉過度緊繃，所以從事一些沒什麼大不了的活動，也很容易受傷。

所幸，這一次的傷害，終於讓他重新正視自己的生活方式。他大概領悟到，不改變現在過勞的狀況，身體的毛病永遠治不好。身為全家大小仰賴的一家之主，他的健康比什麼都重要；我覺得這份領悟才是關鍵。
客觀審視自己的生活和心靈，就會發現身體承受了多少負擔。身體的毛病或許就是催促我們反省和改善健康的警訊吧！
話雖如此，改變心靈或控制精神層面並不是一件簡單的事情。人類的性格和思考方式，沒有這麼容易改變。因此，我建議從身體著手，改變心靈；亦即改變引導方向，先從身體開始放鬆。
任何人在疲勞困頓的時候，脾氣都不太好，對吧？吃飽睡好就不容易生氣了。同理，身體狀態獲得改善，精神層面也會跟著變好。
前面多次提到，肌肉和骨骼狀況優良，可增進內臟機能，減輕身體負擔。反之，身體的負擔減輕，心靈保證會恢復健康。用一個很簡單的例子說明：平時胃腸不好的人，總是彎腰駝背，臉上也缺乏表情。這種人常常皺起眉頭，一臉鬱悶的模樣。畢竟身體不適，沒有人笑得出來。
想調整好胃腸，就得先活動胸腔，營造出讓內臟輕鬆運作的空間。胸腔調理好後，給予內臟和脊椎良性的刺激，身體就能放鬆了。放鬆後表情也會改變，臉上自然笑逐顏開。這是因為在中醫的觀念裡，臉上有許多關係到胃腸的經絡。換言之，顏面和胃腸有密切的關聯，我推薦病患進行面部療養的原因也在此。擺脫平時的表情，發現自己本來活力充沛的面貌是一種很棒的感覺。

最不可思議的是，笑口常開也會改變心理狀態。只要表現出開朗的模樣，就算是強顏歡笑也能達到開朗的效果；這句話有一定的真實性。臨床實驗也證明，歡笑有提高免疫力的功效，對身體也有很好的作用。

基於這個原理，偶爾感到疲勞的時候，稍微溫熱臉部可以放鬆心情。具體方法是搓揉雙手，用溫熱的手掌覆蓋在臉上。這時各位會察覺到，關係到內臟的經絡和連接腦神經的皮膚，在體溫的催化下慢慢放鬆。也難怪做臉或面部按摩有放鬆身心的功效了。我在疲勞時，也會去找一些值得信賴的專業人士，替我的頭部和臉部施術，算是給自己的一點獎勵。

專欄 四

「轉身推牆」是最好的鍛鍊運動

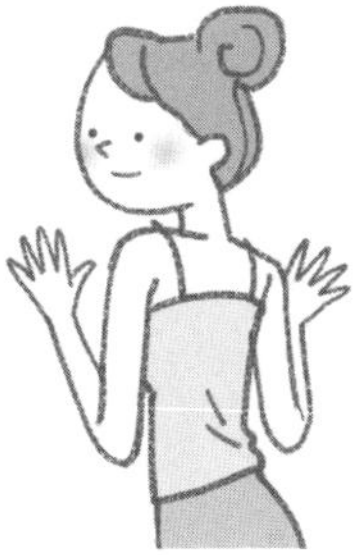

本書介紹的重點鍛鍊動作，是靠扭轉身體，讓身體貼近牆壁的「轉身推牆」鍛鍊法。使用這個鍛鍊法，耳朵必須貼近牆壁，就好像在專心傾聽的姿勢一樣。換言之，這是一個簡單的「轉背」運動。

本書主要教導各位，如何從脊椎這條身體的主幹下手，來調整自律神經。當然，感情變化和氣壓驟變等因素，也容易影響到自律神經。而背部的胸椎位置，正是自律神經的主要幹道，因此，時常轉背就能放鬆背部肌肉，進而達到活化自律神經的功效。

脊椎是人體的關鍵，調理好脊椎，同時多接觸大自然，審視自己內在的心理變化也非常重要。

另外，從中醫的觀點來看，和陰陽性質相近的自律神經，無時無刻都在變化，這一點我們也必須瞭解。瞭解這個道理之後，我們不妨試著思考，平日我們遇到的事情和考驗究竟有哪些意義，並且領悟當中的教訓。有了這種思維，面對巨大的障礙或麻煩時，就會發現其實那根本沒什麼大不了，說不定也不是什麼壞事。有些事情光靠敵視或逃避，是無法瞭解真相的。

人生總會不斷碰到障礙，平常多調理呼吸，好好傾聽周遭的事物，也許會找到意外的解決之道。最要緊的是，改變自己就能改變環境。

我們在忙碌的生活中，常會忽略許多重要的事情。儘管時光流逝飛快，也請空出一段休息的時間，將耳朵貼近牆壁來調整呼吸，相信一定會有所改變。

鬆筋解痛，又能抗老的鍛鍊法

方才提到臉部，其實第二章介紹的鍛鍊法對於臉部保養也有一些不錯的功效，在此說明一下。事實上，這些鍛鍊法，也有抗老化的作用。

外觀年輕的人，除了有美姿美儀以外，最主要還是要有漂亮的肌膚。

內臟虛弱的人皮膚暗淡無光，看上去比實際年齡更老氣。**在中醫的觀點中，肌膚有問題得先從胃腸開始保養。**

脊椎周圍有很多關係到內臟的穴道（詳見一百三十四頁），以本書第二章的鍛鍊法刺激脊椎周圍，對內臟也有反應。胃口好、肌膚亮麗，才是胃腸健康的證明。咀嚼食物的肌肉和顏面表情肌自然地發揮作用，即可擁有朝氣十足的表情和水嫩肌膚。

再次重申，人體的各種現象表現都是息息相關的，簡單說就像下面這些作用般，同時進行一樣：

活動胸腔和脊椎，呼吸變輕鬆，改善內臟機能。

←

身體充滿氧氣，促進血液循環，營養傳遍四肢全身。

←

自律神經自然恢復，促進荷爾蒙分泌，身體也越來越健康。

←

精神層面重歸安定，表情和肌膚狀況也獲得改善。

當然前面也說過，人體也有可能發生反向的循環。精神良好的人笑口常開，自律神經和荷爾蒙也不會混亂。全身的狀態安定，人就會積極活動，對筋骨也有良好的效果……，這種良性循環也是有可能的。

事實上，健康的人不用運動也很健康；精神強健，不把壓力當一回事的人，身體也不太會出現病痛。無論工作量再大，樂在其中的人就是比較不容易生病、疼痛或不快樂。

這種人好奇心旺盛，個性也積極主動，我認為這些特質和脊椎的健康也有關聯。只是，精神強健也千萬不要過於自信，好比整天靠酗酒來發洩壓力的人，即使本來是健康均衡的身體，也很容易被不良的生活習慣破壞。

活化脊椎，自律神經就可恢復平衡

脊椎不光是支撐身體的骨幹，當中還有連接大腦的脊髓。每一塊脊椎骨之間有神經和血管出入；這些我們前面已經多次提過了。

如果，以胸椎為主的胸腔部位和脊椎過於僵硬，失去原本的靈活性，內臟的活動就會受到限制，使得內臟機能下降。因此，最好利用第二章介紹的鍛鍊法，充分活動僵化的脊椎。

活化僵硬的胸腔後，會有什麼樣的好處呢？

首先，受壓迫的內臟重獲空間，功能就會變好。也就是說，這樣有助改善內臟機能。如此一來，掌管內臟機能，和內臟相連的自律神經也會得到改善。

說到自律神經，一般人都只注意到精神層面和不特定部位的疼痛，反而不太在意「內臟機能」；事實上，調理好內臟機能，也有助還原自律神經的平衡。

另外一個重點，就是胸腔與呼吸的關聯。

深呼吸能幫助胸腔正確活動。在生活中找回自律神經的規律是非常重要的事；但胸腔僵硬就無法順利深呼吸，所以適當活動脊椎和肋骨也同樣重要。以深呼吸緩解易於僵化的胸腔肌肉，關節即可恢復本來的靈活和感覺。這麼做能降低肌肉的緊繃程度，達到緩解身體僵硬的功效。身體獲得舒緩，心靈自然會跟著放鬆，畢竟身心是互相連結的。

脊椎除了保護自律神經外，還有幫助自律神經正常運作的功能。我認為，積極改善脊椎的靈活度，特別是胸椎一帶，能促進血液循環，如此，以自律神經為主的神經系統也能充分吸收到營養，改善整體健康。

有時「放鬆心情」，也是解痛良方

我不認為焦躁或情緒化是什麼壞事情。事實上，這是一個反思的好機會，我們可以反思自己為何焦躁和失落，是不是受到了不合理的對待或其他。勉強壓抑自己的感情反而不好，這樣做壓力只會不斷累積下去。

我建議各位，想一些放鬆心情的方法。因為，讓焦躁成為一種習慣不好。遇到事情就大發雷霆，只會給自己和親朋好友添麻煩。

因此，與其焦慮發脾氣，不如冷靜分析一下自己在什麼情況下容易有負面情緒，這也是一個好辦法。考量四周的狀況和自己所處的環境，再配合當時的身體狀態比較容易想出對策。

例如：發現自己睡眠不足、疲勞過度、缺乏食欲的時候容易有負面情緒，就把這些項目記錄下來，說不定可以找到解決的關鍵。

平常多傾聽身體和心靈的聲音，避免讓自己過於勞累，或是藉由深呼吸來放鬆心情，活動身子重振心神等，這都是我們花點心思就能辦到的事情。

另外，感受到壓力的時候，代表肝臟機能可能降低了。或許交感神經太過活躍，導致呼吸變得倉促，橫隔膜下方的肝臟不方便活動。再者，壓力荷爾蒙分泌過多對腎上腺是不小的負擔，感情也容易因此不安定。

這時，不妨用手指溫柔地按摩肋骨下方，緩解緊張（圖示詳見一百一十八頁）。呼吸變順暢，心情自然輕鬆。人在精神緊張的狀態下，肋骨下方會僵化，此時，緩解肌肉緊繃，有促進橫隔膜和肝臟活動的效果。這種按摩手法，很適合用在飲酒過度或胃痛時進行。但請注意適度嘗試就好，不要強忍痛楚按摩。

精神問題和身體不適一定有關係，好好接受自己的現狀，學習呼吸、鍛鍊法、按摩等，一步一步完成自己能力所及的事情。

方才有提到，中醫認為人體和心靈是不可分的，中醫的知識想必對健康也大有益處，因此，下一章我們就來看看中醫改善身心問題的方法。

放鬆心情的腹部按摩法

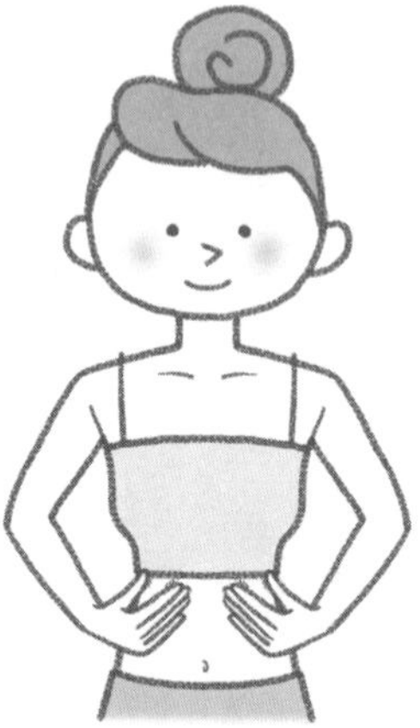

①用雙手的手指，按壓肋骨下方。

②手指緩緩探入肋骨下方，溫柔地按摩該部位。吸氣時手指收力，吐氣時手指稍微用力按壓。

第四章

從中醫角度看脊椎健康

認識中醫的基本思維

我在前面的幾個章節，提過好幾次中醫；接下來我打算詳盡說明其內容。瞭解中醫的基本思維，更容易看懂身體各部位的關係和改善方法，有助我們培養出健康的身體。

中醫是傳統的中國醫學，這一門透過經驗法則傳承四千年的醫學，在一九七三年左右確立出一套系統，也有了明確的理論。

中醫和西醫（現代醫學）的差別在於，西醫著重根絕疾病的直接原因和壓抑症狀，中醫則是配合個人體質和狀態，採取不一樣的應對方式，主張提高患者的自癒能力，達到康復的功效。

而對於疾病的看法，西醫看重細部，中醫則看重整體。西醫是依靠掃描圖象或抽血檢查等數據，對患部進行局部的細微處理；中醫則是從平常的生活、飲食、心理、身體狀態，進行整體的審查，著重從根本改善。

中醫的基本在於陰陽五行論。自然、宇宙、人體、以及各種現象，其認為這世上所有的一切都是互為表裡的關係，而陰陽五行是將這些事物分為五種性質的理論。常言道，人類的身體就是一個小型的宇宙。而中醫的核心觀念，正是認為人體會受到自然和宇宙的影響來調整平衡。

陰陽是指性質相反的事物，諸如：表裡、男女、晝夜、上下、亢奮與抑制等，全都是性質相反卻關係密切的彼此。當其中一方太強或太弱，就會產生偏頗，所以陰陽平衡十分重要。

在中醫的觀念裡，外部環境和內部環境調養均衡，才是真正的「健康」狀態。外部環境是指大自然，和自然好好共處，保持內部環境的均衡，就算稍微遇到壓力或外部環境變化，也能順利適應；這就是所謂的「整體觀念」。誠如前述，按摩胸口一帶，對背部相應的位置也有效果。此外，調養上肢也等於調養下肢，因為我們全身上下都是連繫在一起的。在人體上出現的這些效果，也算是表裡一體的象徵。

陰陽五行論

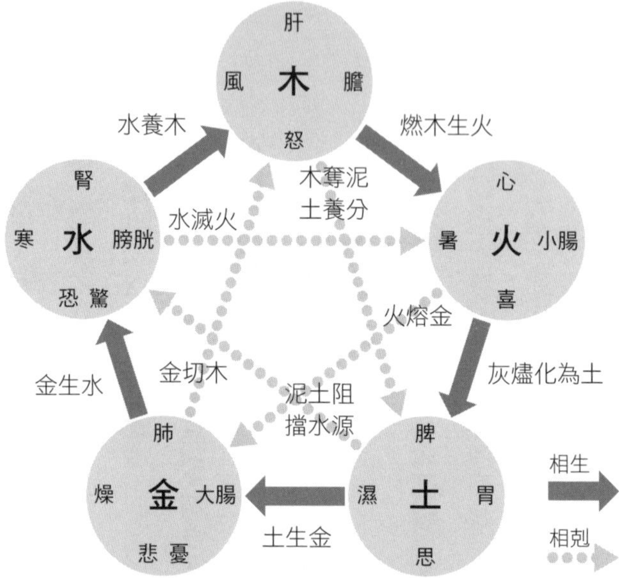

五行	木	火	土	金	水
五臟	肝	心	脾	肺	腎
五腑	膽	小腸	胃	大腸	膀胱
五志	怒	喜	思	悲 憂	恐 驚
五根	目	舌	口	鼻	耳 二陰
五液	淚	汗	涎	鼻水	唾
五華	爪	面色	唇	體毛	髮
五氣	風	暑 火	濕	燥	寒
五色	青	赤	黃	白	黑

五行論是用「金、木、水、火、土」這自然界的五大性質，來區分人體的現象和部位，以及方位和季節等自然因素；這些因素交互影響、息息相關。

例如：「水養木、燃木生火」是共生合作（相生關係）的功能，反之「水去火、木奪取泥土養分」則是抑制（相剋關係）的作用，兩者互相影響。

大家常聽到的「五臟六腑」之說，就是基於五行論的分類方式。中醫把人體和生理活動分為「五臟六腑」。

五臟為「心、肝、脾、肺、腎」，六腑則為「胃、膽、小腸、大腸、三焦（指體液的循環經絡，在經絡的能量理論中，五腑加上三焦後合稱六腑）」，五臟和六腑實為表裡關係。五臟六腑也有分為「金、木、水、火、土」的性質。

總而言之，在中醫的理論中，人體發生的所有現象都有密切的關聯。

從五臟六腑的關係，瞭解身體問題

中醫的「肝」和「腎」，不等於西醫的肝臟和腎臟。中醫指的不是單一的內臟器官，而是和該內臟有關的生理現象或機能。以下，就簡單說明中醫裡五臟的機能：

●肝

- 掌控以肝臟為主體的消化器官或神經系統機能。
- 與血液和荷爾蒙平衡都有密切關係。
- 與自律神經有密切關係，並影響到氣的流動。
- 與支撐全身骨骼的肌肉、筋膜有關。
- 與女性月經和感情變化有關。

- 與憤怒情緒有關。
- 與膽有密切關係。

心

- 掌控以心臟為主體的循環器官系統。
- 輸送血液至全身。
- 控制睡眠或清醒的節奏。
- 與大腦關係密切，為精神意識的中樞。
- 與喜悅的感情有關。
- 與小腸有密切關係。

脾

- 掌控以胰臟為主體的消化器官機能。

- 攝取飲食來生成活動所需的後天能量（人一出生就具有「腎」的先天能量，後天則是藉由養生來獲得健康）。
- 與口、味覺、食欲有關。
- 與胃部關係密切；「脾胃」多半被視為一體。

● 肺

- 掌控以肺為主體的呼吸器官。
- 調節體溫，關係到痰或鼻涕之類的體液代謝。
- 幫助全身的氣循環。
- 與憂慮、悲傷的感情有關。
- 與大腸有密切關係。

● 腎

- 掌控以腎臟、腎上腺為主體的泌尿器官和內分泌機能。
- 儲備先天能量的生命力，管理體內水分。
- 與生殖機能、成長、發育有關。
- 與大腦、骨骼、骨髓的機能有關，和脊椎、神經系統也有密切關聯。
- 與驚訝、恐懼的感情有關。
- 與膀胱有密切關係。

各位可以參考一百二十二頁的圖，可以更清楚瞭解和五臟有關的部位。但這張圖彼此的關係到底是什麼呢？舉個例子好了，我們來看「肝」的機能。

「肝」和「膽」互為表裡，肝一旦出毛病就容易發脾氣，而憤怒也是傷肝的原因。肝臟的狀態不好，眼睛容易出現症狀，會有易於哭泣和指甲脆弱的傾向。一般來說就是從這樣的見解，對眼睛的症狀做出改善肝臟狀態的治療。

五氣中的「風」是指避免風的意思，「風」也有搖動之意，意味著暈眩之類的症狀。五色中的「青」是皮膚的病徵顏色，也象徵著食用該顏色的食品。

照這樣看起來，人體的一切確實緊密相連，沒有任何多餘的現象，非常深奧，對吧？這一節主要介紹人體關係，而中醫就是用這種方法掌握整體狀況，配合狀況下達綜合判斷，進行治療。

真有看不見的「經絡」嗎？

中醫除了有陰陽五行和整體觀念等基本哲學外，也認定人體是由「氣、血、津液（水）」等物質和能量所構成。

「氣」是最根本的能量，也是生命活動的原動力。我們日本人常說的「元氣」、「英氣」也有用到「氣」這個字眼。儘管肉眼看不到，卻能感受得到。

「血」不單是提供身體營養的物質，也是給予精神營養，支持精神活動的物質，這是中醫特有的概念。

而「津液」則包括淋巴液、唾液、胃液、眼淚等，泛指血液以外的體內水分和機能。多虧有津液存在，人體和各種生命活動才得以保持滋潤。

人體內有看不見的氣脈，俗稱「經絡」。所謂的經絡，是指縱向分布的「經脈」和橫向分布的「絡脈」。

經絡是「氣、血、津液」流通的線路，經絡不順則身體會產生各種毛病。

在能量特別容易淤塞、氾濫、匱乏的地方都有穴道（經穴），多為柔弱、痠疼、壓痛的反應點。

既然經絡、穴道、氣皆不可見，為什麼能斷定它們存在呢？這些說法真的有用嗎？相信不少讀者都有類似的疑問，對吧？

中醫在數千年的歷史中，醫治過無數的病人，知道怎麼做能醫好疾病，算是基於經驗法則傳承下來的醫學。如果中醫純屬信口雌黃，沒有任何根據，那長久以來也就不會有這麼多人奉為圭臬。我一開始學習中醫時也是半信半疑，但接觸到許多臨床經驗，印證了中醫的效果後，現在我也已經深信不疑。

況且，原子、基本粒子、宇宙空間、波長等物質也是看不見的，大家在講電話的時候，也不會在意電波是否看得到；電視也是一樣的。就連最先進的現代科學，也是先用方程式進行假設，把看不見的東西視為「確實存在」來辨證。

講句極端一點的，「熱忱」、「愛情」、「心」也是看不見的，但也確實存在的，是吧？

說穿了，重點在於人們是否承認其正當性。而這種觀念，會表現在人的態度和行為上。各位不妨先嘗試書中的鍛鍊法，親自確認效果，這樣或許就能直覺理解了。

脊椎上有人體的重要經絡

人體共有二十條經脈，其中四條和脊椎關係特別密切，分別是任脈、督脈、腎經、膀胱經這四條。

督脈貫穿脊椎，具有統合背部經絡的作用，發揮活化能量的作用；腎經從腳底貫穿脊椎，膀胱經從腳尖通往腿部、背部、頭部、眼睛，沿著脊椎兩側伸展，是一條和腎臟關係密切的經脈；任脈貫穿身體前方，掌管陰氣，和督脈相連調整陰陽平衡。

脊椎附近有很多重要的穴道，按壓穴道可調整經絡流動，改善內臟或能量失衡。以鍛鍊法刺激脊椎，刺激會傳導至經絡和穴道，改善內臟機能和氣的流動，保持脊椎和身體的健康。而接著一百三十四頁介紹的幾個穴道，皆分布在脊椎附近，一旦此處穴道淤塞，就會造成身體不適。

與脊椎有關的經絡

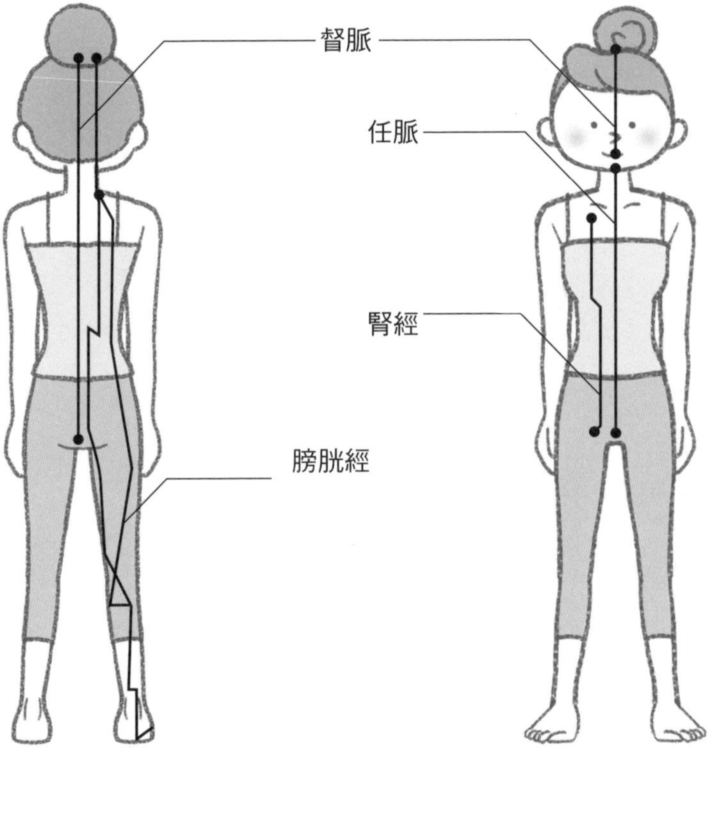

●**膏肓：**關係到慢性的呼吸器官疾病、精神疲勞、消化器官、循環器官的不適。

●**肝俞：**關係到焦躁、肝臟疲勞、眼睛疲勞、肩痛、生理問題、腰痛等身心問題。

●**腎俞：**關係到下盤疲倦、疼痛，有提高腎臟能量，改善泌尿和生殖器官的機能。

由此可見，經絡與穴位的位置，和人體的關鍵骨骼（脊椎和肩胛骨）重疊，而這些部位也恰好是自律神經的主幹。這也驗證了中西醫同樣有道理，因為不論是東方人或西方人，人體的結構皆是如此。

脊椎附近的重要的穴道

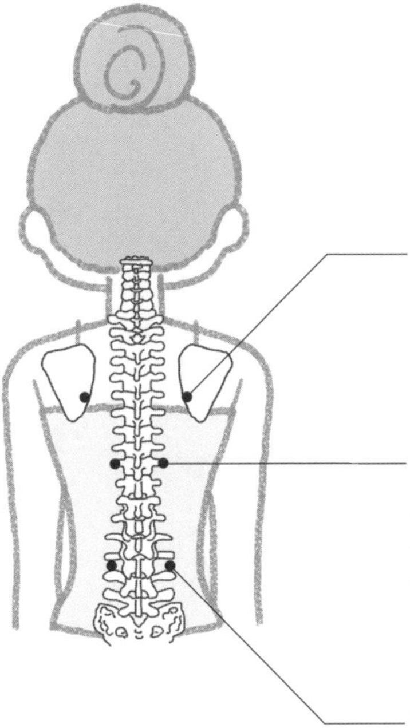

膏肓：

位於胸椎第四、第五個棘突之間，外側四到五公分的位置。

肝俞：

位於胸椎第九、第十個棘突，外側二到三公分的位置。

腎俞：

位於腰椎第二、第三個棘突，外側二到三公分的位置。

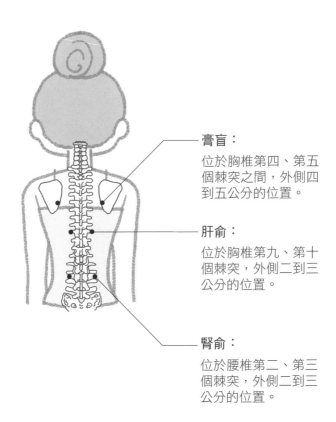

專欄 五

與自律神經和姿勢息息相關的穴道：膏肓

位於肩胛骨內側的穴道「膏肓」，和自律神經有極為密切的關係。那些長期苦於疲勞、胸悶、肩痛、胃部不適等慢性疾病的人，我在替他們治療時，這個地方幾乎都有硬塊，有的人甚至還有直接的疼痛或不適感。

而這個部位不單是人體的反應點，透過直接的施術導引後，也是改善許多慢性病的治療點，這一點請大家不要忘記。

話雖如此，預防勝於治療，為此重點在於平時不要讓膏肓附近（肩胛骨內側的部分）承受太大的負擔。

我講這番話不是在恐嚇各位，但膏肓一帶產生硬塊，代表平常姿勢不正確，對自律神經也有影響。換言之，會影響到精神和感情，進而引發負面的思緒等一連串可怕的連鎖反應。

另外，關係到內臟機能的自律神經和該處緊密相連，因此循環系統、呼吸器官、消化器官一有問題，膏肓也特別容易出現異狀。

同時，平日的姿勢或動作，也易於反應在膏肓一帶。理由誠如第一章所述，脊椎的突起方向正好從胸椎的第四、五節開始改變，在構造上來說容易對膏肓施加負擔，也就是容易導致肌肉緊繃或關節靈活度受限。

此外，連接頭部、頸部、肩胛骨的肌肉都集中在這個部位，肋骨也形成較大的弧度。再者，這個部位前方有名為「動脈弓」的重要臟器，從這幾點和人體工學的角度來看，也特別容易受到重力影響，駝背等不良姿勢也會造成力學負擔。

在前面曾提到，上肢、胸腔的動作與下半身連動；因此，這個部位若產生問題，對下半身也有影響。

為此，除了保養肝腎以外，每天實踐第二章介紹的鍛鍊法，才是防止這些問題不斷發生的訣竅。

知道自己有慢性毛病，或是某些部位特別僵硬的人，最好勤練本書教導的鍛鍊法（尤其是轉身推牆那一類的扭轉運動）。或者，請親朋好友用指腹輕輕按壓膏盲，以略感舒適的力道按壓就好。越是疲勞的人，越會有一種痛快的感覺。只是，千萬不要按壓得太大力。

「腎」掌管骨和髓，與脊椎關係密切

五臟六腑中，和脊椎關係特別密切的是「腎」。腎的功能衰退，骨和髓（脊髓、骨髓、腦髓）也特別容易出問題。

關於腎的功能前面已然提過，其儲存著我們天生的能量。不過，工作過度和暴飲暴食等不良習慣，會浪費那些先天能量，使能量越來越少。這就好比父母給我們一筆存款，我們揮霍無度，把存款都敗光一樣。

腎功能降低，骨骼就會跟著變脆弱，頭髮也會失去光澤，連聽力都會變差。此外，對脊髓或大腦也有不良影響，年輕人的腦部退化就是腎虛的典型例子。年紀大產生畏寒的症狀，或是下盤無力、頻尿也都跟腎有關。

舉凡脊椎老化以及身體所有的老化現象，都是腎能量衰退的關係。為此，如果想要抗老化，最好加強腎功能。

要替腎固本培元，首先是避免過度揮霍存款，也就是不要過度使用能量。多休息、勤養生，善用多餘的能量就好，並憑著飲食、運動、休息來補充新能量，使能量源源不絕。

無論你是相信中醫或西醫，本書所介紹的方法都能從根本改善健康問題。想要擁有健康的身體，最重要的就是改變心態，身體力行！

次頁是腎功能自我檢查表，若是符合四種以上症狀的人請特別留心注意，一百四十七頁有增進肝腎機能的方法，盡快去嘗試改善吧！

確認你的腎是否虛弱

- □ 容易掉頭髮。
- □ 牙齒變脆弱。
- □ 有耳鳴或聽力下降的問題。
- □ 腰痛的情況增加。
- □ 腰腿疲倦。
- □ 膝蓋疼痛，使不上勁。
- □ 越來越健忘。
- □ 深夜上廁所的次數變多。
- □ 有不安的感覺。
- □ 容易擔心受怕。
- □ 腳底感覺發燙。

「肝」掌管肌肉和筋膜，與活動度有關

在中醫的觀念裡，「肝」虛弱會引發肌肉和筋膜的問題。肌肉和筋膜有支撐骨骼的重要機能，倘若這些機能下降，就無法安穩支撐脊椎和骨盆。

肝和憤怒或焦躁的情緒也有關聯，持續壓抑的怒火會傷害肝，引發脊椎、內臟、自律神經的問題。前面也提過，壓力會降低肝臟機能，在中醫裡精神壓力代表「氣滯」的狀態；肝有保持氣順暢流動的機能，氣滯會造成肝的負擔。長此以往，解毒機能停擺，髒血會流遍全身上下。而肝臟就在橫隔膜的下方，易受呼吸的影響。人在緊張狀態下呼吸變急促，也是肝臟疲勞的原因之一。反觀中醫的五行說（見一百二十二頁），肝是受到肺抑制的關係。

肝和淚水也有關聯，肝一旦疲勞，淚線就會特別脆弱，淚水有可能不受控制。大家都知道老人家特別容易哭泣，理由在於隨著年齡增長，胸腔也跟著變

僵硬，急促的呼吸降低了肝的機能。

我們常把重要的人事物形容成「心肝」，這也代表「肝」字象徵著重要的部位。換言之，肝意味著身心的樞紐，是掌握健康的關鍵。

要防止肝功能降低，不要讓自己太過敏感，累積過多的壓力，最好過上大而化之的生活比較好。當然，避免過度飲酒增加肝臟負擔，遠離不健康的生活，保持適度的肌力，勤做柔軟運動也是有好處的。

次頁是肝功能自我檢查表，若符合四種以上症狀的人請特別留心注意，一百四十七頁有增進肝腎機能的方法，盡快去嘗試改善吧！

確認你的肝是否虛弱

- □ 肌肉痙攣、腳抽筋。
- □ 常有暈眩的症狀。
- □ 眼睛容易有異常症狀。
- □ 血壓容易升高。
- □ 容易焦躁。
- □ 很難發洩壓力。
- □ 覺得周遭沒有給予自己正當的評價。
- □ 身體倦怠，沒有幹勁。
- □ 腋下或肋骨下方有僵硬或疼痛感。
- □ 腹部容易脹氣。
- □ 生理期不安定，生理來之前身心皆有不適。
- □ 睡不好。
- □ 指甲容易龜裂。

肝腎是人體的「關鍵」根本

堪稱醫學始祖的希臘古人希波克拉底，也主張脊椎是人體的重要部位。**在中醫裡脊椎屬「腎」，支撐脊椎的肌肉屬「肝」**。另外，身體的解毒、代謝、血壓控管、自律神經、荷爾蒙調整、能量流動、生命力等，這些對人體特別重要的機能，也都和「肝」、「腎」有關。

此外，「肉」字旁配上「要」，就成了「腰」字。這也等於腰部是身體的關鍵部位。中醫認為肝腎虛弱，腰部就容易疼痛。

在中醫的觀念裡，肝與腎有「肝腎同源」一說，在五行論（見一百二十二頁）中兩者也是相生的關係。換言之，肝與腎共為一體，腎弱則肝虛，肝虛則腎弱，兩者互相影響。

此外，肝腎和感情面的關係密切，對脊椎的狀態也大有影響。

那該如何固本培元，讓身體保持在安定的狀態呢？

中醫認為，在生活中提高肝腎機能是最好的方法。例如：習慣性地扭轉身體，伸展腋下；不要工作過度，重視呼吸的方式。從日常生活中提升肝腎機能，對脊椎、內臟、精神都有好處。

肝腎強健的人能量充沛，也特別有活力。看起來魅力又年輕的人，肝腎多半也很充實；能量充沛的人，也具有正確的判斷力，可提高工作表現。

提高肝腎功能的方法

現在，是資訊化的社會，但我們卻往往不知道如何判斷正確的資訊，尤其在疲勞的時候判斷力更是低落。畢竟現代人的能量越來越虛弱，所以才失去了判斷力和選擇的能力。

身體健康又充滿能量，才能掌握洞燭先機的智慧。擁有身心健康和思考能力，是人生非常關鍵的一大要素。提高肝腎能力，就有機會增進這些本事。以下提供四種提高肝腎功能的方法，各位不妨多加嘗試：

●適度運動

「適度」運動就好，不用從事劇烈消耗能量的運動。特別是強化下半身的運動，以及第二章介紹的鍛鍊法，或者，練習瑜伽、太極拳、健走等溫和的運動也有效果。一百一十八頁介紹的按摩法，也有提高肝腎功能的作用。

●吃對食物

黑豆之類的黑色食品、納豆、秋葵等黏稠食品具有提高腎功能的效果。體質燥熱的人不妨吃豬肉、豆腐、百合根；體質畏寒的人最好多吃羊肉、牛肉、雞肉、蝦子、生薑、肉桂。至於說到肝，與其計較該吃什麼，不如計較不該吃什麼。分解耗時的油性食物、甜品、乳製品盡量少吃，多吃清爽的和風料理或黃綠色蔬菜。此外，要特別小心暴飲暴食以免增加肝的負擔。

●正確呼吸

腎和呼吸的關係密切，以腹式呼吸法深呼吸，有聚氣於丹田的作用。用力吸一口氣，再慢慢吐出綿長的氣息，能優先啟動副交感神經，達到放鬆的效果。肝臟和橫隔膜相連，以胸式呼吸和腹式呼吸法來拓展肋骨，不但可以活動橫隔膜，也能順便調整自律神經的平衡。

●改變想法

長期處於強烈的負面情緒中，對肝腎都是極大的負擔。恐懼、不安、焦躁、憤怒的情感即將發生時，請事先預防，好好分析和控制自己的感情。落寞的時候試著強顏歡笑，也不失為一個辦法。感情會受到身體的影響，想重新振作時盡情大笑，或是大哭一場來消除壓力，對肝腎都不錯。

即便對體力有信心的人也不要太過自信，要安排適度的休養，以免肝腎過勞。性生活過度也是男性傷腎的一大原因，務必要多加注意。

結語

每天轉背，享受暢活人生

脊椎負責保護脊髓，以及當中的神經、血管，還有體內的臟器。身為自律神經中繼站的交感神經幹位在脊椎前端兩側，也同樣受到脊椎的保護。

同時，脊椎不單是支撐身體的骨幹，其活動性也帶給我們生活上必要的機能。它可以調控自律神經的呼吸，以及關係到內臟機能的肋骨和橫隔膜；以上這些運作都與脊椎有連動關係。

吸氣時拱起身體和伸展背脊，哪一個動作比較自然呢？實際嘗試就能發現，緩緩吸氣的時候，脊椎有伸展和後彎的感覺，對吧？而吐氣的時候，脊椎會自然拱起。

這種自然的動作和韻律，正是調整自律神經的重要因素。

換言之，**想調整自律神經，最重要的是先讓脊椎能夠流暢活動。**當每一塊脊椎在活動時順利連動，周圍過於緊繃的肌肉也會恢復原有的柔韌程度。肋骨隨著呼吸一起活動，就會產生有利內臟運作的空間。舒服的姿勢令人情緒開朗，心情也就會跟著快活起來；這些對心靈、內臟、身體有益的連鎖反應，都要先從整脊做起。

也就是說，極為重要的脊椎和自律神經，其實是緊密相連、分工合作，只是我們平時沒有意識到罷了。當然，些微的氣壓變化或精神壓力，或是其他的生活習慣也容易影響到自律神經。

我認為，從這兩者的關聯來瞭解自律神經的存在，有助我們反省日常生活的習慣。自律神經失調的話，多半會導致胸椎周圍的胸腔活動度受限。或許大家會發現自己有呼吸變急促，情緒始終無法開朗起來，食欲不振之類的現象。

這時，請試著從脊椎下手來調整自律神經吧！也不用做得非常完美，稍微扭轉一下身體就夠了。不然稍微深呼吸一下，確認脊椎和肋骨的活動程度也好。簡而言之，只要發現身體有莫名疼痛不適，或是心情一直處於鬱悶的狀態，就進行轉身推牆的「轉背」運動吧！

每天勤於鍛鍊固然是好事，但偶爾安排一段時間，好好審視自己的身體（脊椎和自律神經）也很重要。願大家看完這本書之後，都有一個健康快樂的身心，共勉之。

謝辭

感謝各位閱讀到最後。

脊椎會顯現一個人的人生和生活方式，說句誇張一點的，看一個人的脊椎，就能瞭解對方的為人。不過，我們看不到自己的脊椎。大部分的讀者，也不太會在意自己的脊椎，對吧？畢竟，脊椎是理所當然的存在。自律神經也是在我們無意識的情況下發揮作用，就這點來說脊椎和自律神經一樣：默默辛勤付出。這就好比無償關愛我們的家人或父母，這些常被我們看輕的重要存在，我們平時就該心懷感激，表現出慰勞的態度才行。

我要感謝清流出版社的古滿溫先生，對於我的脊椎論述表達理解和贊同。另外，我還要感謝一直支持我的家人和顧客，以及石川美樹和及川彩等團隊成員，總是提供我鼓勵與協助。多虧有這些人的理解和支持，我才能秉持一貫的信念生活。希望本書能廣為流傳，幫助各位過上舒適快活的人生。

HealthTree
健康樹 健康樹系列 108

轉背，最強鬆筋解痛法

每日三次扭背整脊，調整自律神經平衡，消除長年肩痠、背痛、腰疼的惱人痼疾

背骨から自律神経を整える ねじるだけで体と心が変わっていく!

作　　者　石垣英俊
譯　　者　葉廷昭
總 編 輯　何玉美
選 書 人　周書宇
責任編輯　周書宇
美術設計　張天薪
內文排版　菩薩蠻數位文化有限公司

出版發行　采實出版集團
行銷企劃　陳佩宜・陳詩婷・陳苑如
業務發行　林詩富・張世明・吳淑華・林踏欣・林坤蓉
會計行政　王雅蕙・李韶婉
法律顧問　第一國際法律事務所　余淑杏律師
電子信箱　acme@acmebook.com.tw
采實粉絲團　http://www.facebook.com/acmebook

I S B N　978-957-8950-15-3
定　　價　280 元
初版一刷　2018 年 3 月
劃撥帳號　50148859
劃撥戶名　采實文化事業有限公司
104 台北市中山區建國北路二段 92 號 9 樓
電話：02-2518-5198
傳真：02-2518-2098

國家圖書館出版品預行編目資料

轉背,最強鬆筋解痛法 / 石垣英俊作 ; 葉廷昭譯. -- 初版. --
臺北市 : 采實文化, 民107.03
面； 公分. -- (健康樹系列 ; 108)
譯自 : 背骨から自律神経を整える : ねじるだけで体と心が変わっていく!
ISBN 978-957-8950-15-3(平裝)

1.姿勢 2.運動健康 3.自主神經

411.75　　107000631

采實出版集團
ACME PUBLISHING GROUP

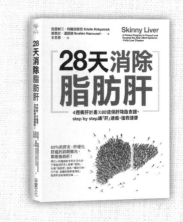

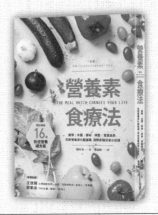

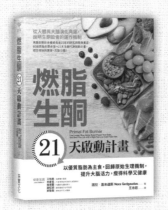

每個月減2公斤，才是不復胖的關鍵字！

把減肥停滯期當作中場休息，
給身體喘口氣吧！

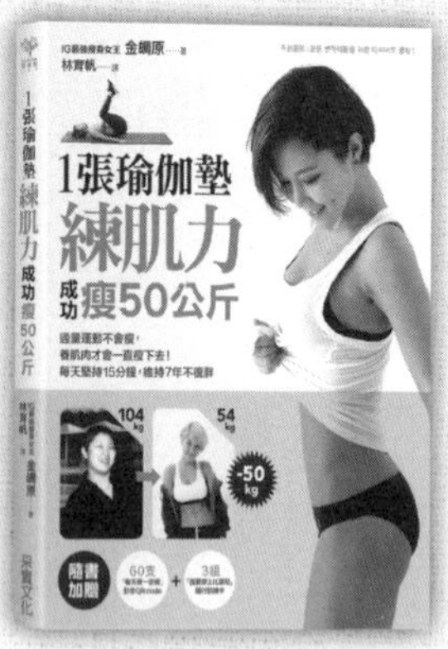

金暘原◎著
林育帆◎譯

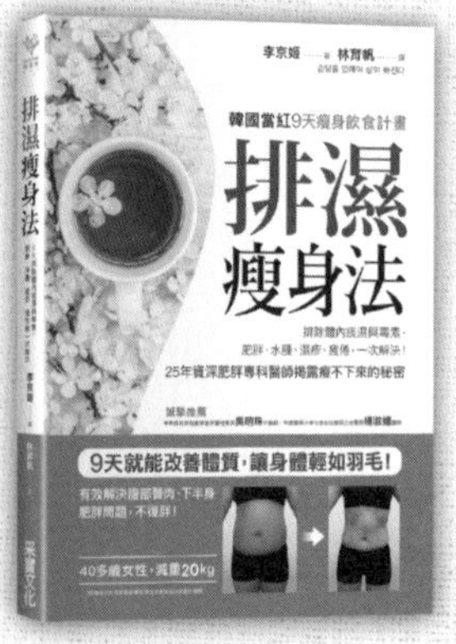

韓國當紅！「9天排濕瘦身計畫」

體內的「痰濕」是一切疾病來源！

李京姬◎著
林育帆◎譯

沿著小腿肚六大經絡圖，找到對症經穴，精準解痛！

頭痛、婦女病、慢性疾病都能不藥自癒！

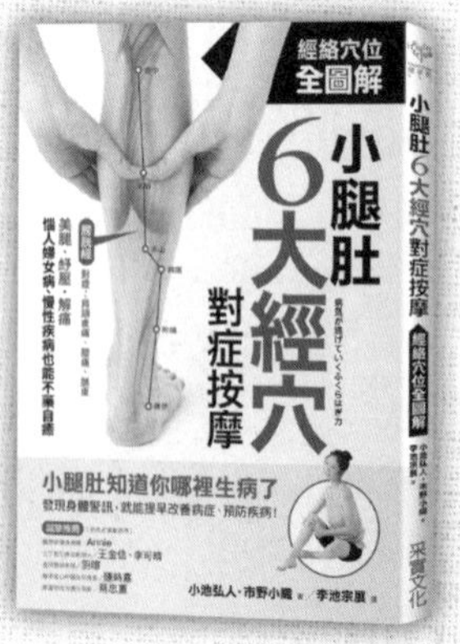

小池弘人、市野沙織◎著
李池宗展◎譯

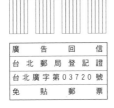

廣	告	回	信
台北郵局登記證			
台北廣字第03720號			
免	貼	郵	票

采實文化 ACME PUBLISHING 采實文化事業股份有限公司

10479台北市中山區建國北路二段92號9樓

采實文化讀者服務部　收

讀者服務專線：(02) 2518-5198

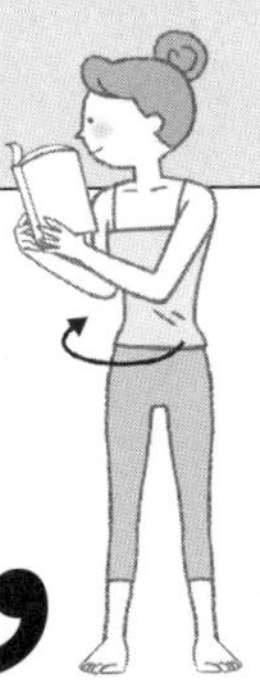

最強轉背，鬆筋解痛法

背骨から自律神経を整える ねじるだけで体と心が変わっていく!

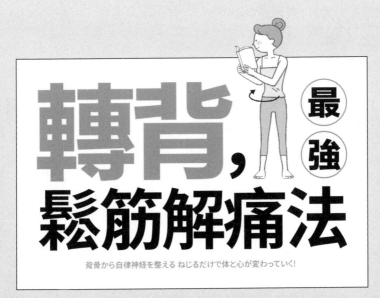

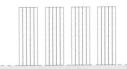

Health Tree 健康樹 **系列**專用回函

系列：健康樹系列108
書名：轉背，最強鬆筋解痛法

讀者資料（本資料只供出版社內部建檔及寄送必要書訊使用）：

1. 姓名：
2. 性別：☐男 ☐女
3. 出生年月日：民國 年 月 日（年齡： 歲）
4. 教育程度：☐大學以上 ☐大學 ☐專科 ☐高中（職） ☐國中 ☐國小以下（含國小）
5. 聯絡地址：
6. 聯絡電話：
7. 電子郵件信箱：
8. 是否願意收到出版物相關資料：☐願意 ☐不願意

購書資訊：

1. 您在哪裡購買本書？☐金石堂（含金石堂網路書店） ☐誠品 ☐何嘉仁 ☐博客來 ☐墊腳石 ☐其他：____________________（請寫書店名稱）
2. 購買本書的日期是？______年______月______日
3. 您從哪裡得到這本書的相關訊息？☐報紙廣告 ☐雜誌 ☐電視 ☐廣播 ☐親朋好友告知 ☐逛書店看到 ☐別人送的 ☐網路上看到
4. 什麼原因讓你購買本書？☐對主題感興趣 ☐被書名吸引才買的 ☐封面吸引人 ☐內容好，想買回去試看看 ☐其他：____________________（請寫原因）
5. 看過書以後，您覺得本書的內容：☐很好 ☐普通 ☐差強人意 ☐應再加強 ☐不夠充實
6. 對這本書的整體包裝設計，您覺得：☐都很好 ☐封面吸引人，但內頁編排有待加強 ☐封面不夠吸引人，內頁編排很棒 ☐封面和內頁編排都有待加強 ☐封面和內頁編排都很差

寫下您對本書及出版社的建議：

1. 您最喜歡本書的哪一個特點？☐健康養生 ☐包裝設計 ☐內容充實
2. 您最喜歡本書中的哪一個章節？原因是？

____

____

3. 您最想知道哪些關於健康、生活方面的資訊？

____

____

4. 未來您希望我們出版哪一類型的書籍？

____

____